儿童眼科临床诊治学习精要

ERTONG YANKE LINCHUANG ZHENZHI XUEXI JINGYAO

主　编　余继锋

副主编　竺向佳

编　者（以姓氏笔画为序）

王　群　　王碧莹　　左华欣　　卢跃兵

吕会斌　　刘　雪　　刘伟伟　　杜　蓓

吴　元　　何雯雯　　余继锋　　张可可

张英蕾　　竺向佳　　徐利辉　　褚慧慧

河南科学技术出版社

·郑州·

内容提要

本书是眼科入门系列丛书的又一重要分册，由国家儿童医学中心眼科专家牵头，组织国内一线儿童眼科医师编写而成。本书以入门为讲解切入点，系统阐述了儿童眼科临床诊治中的重要理论与操作重点。全书分11章，内容包括儿童眼科临床中的常见病。本书内容阐述简明、重点突出，适合各级眼科医师，尤其是儿童眼科专科医师、研究生及进修生参考阅读。

图书在版编目（CIP）数据

儿童眼科临床诊治学习精要 / 余继锋主编 .—郑州：河南科学技术出版社，2022.5

ISBN 978-7-5725-0793-9

Ⅰ . ① 儿… Ⅱ . ① 余… Ⅲ . ① 小儿疾病－眼病－诊疗 Ⅳ . ① R779.7

中国版本图书馆 CIP 数据核字（2022）第 064702 号

出版发行 河南科学技术出版社

北京名医世纪文化传媒有限公司

地址：北京市丰台区万丰路 316 号万开基地 B 座 1-115 邮编：100161

电话：010-63863186 010-63863168

策划编辑 张利峰 梁紫岩

文字编辑 郭春喜

责任审读 周晓洲

责任校对 张 娟

封面设计 中通世奥

版式设计 艺澜轩

责任印制 程晋荣

印 刷 河南瑞之光印刷股份有限公司

经 销 全国新华书店、医学书店、网店

开 本 850mm×1168mm 1/32 印张：8.75 字数：216 千字

版 次 2022 年 5 月第 1 版 2022 年 5 月第 1 次印刷

定 价 118.00 元

如发现印、装质量问题，影响阅读，请与出版社联系并调换

主编简介

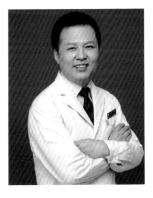

余继锋 国家儿童医学中心/首都医科大学附属北京儿童医院眼科医学博士、主任医师，美国密歇根大学Kellogg眼科中心访问学者。中国医学装备协会眼科专业委员会视觉功能与工效评估学组副组长，中国卫生信息与健康医疗大数据学会眼视光专业委员会常务委员、医促会视觉健康分会青年常务委员，北京医师协会眼科分会角膜病学组委员，中国研究型医院学会神经眼科青年委员会副主任委员，中国校园健康行动护眼亮眼工程北京市首届公益护眼专家。

擅长儿童眼表疾病、近视防控及小儿斜弱视的相关诊疗。以第一作者身份先后发表SCI收录论文20余篇。核心期刊收录论文20余篇。主持或参与国家自然科学基金、北京市优秀人才项目等5项。

前　言

　　对于眼科医师来说，儿童眼科是一个比较棘手的领域。儿童尚处于生长发育阶段，儿童眼病的诊断和治疗与成人相比，既有相似之处，又有自己的特点。此外，儿童患者一般依从性较差，这给诊断和治疗又带来了不少困难。专业儿童眼科医师的缺乏也是我们临床上面临的一个问题。

　　本书汇集了儿童常见眼病的基础知识及最新认知，并介绍了著者的临床诊治经验，从儿童的视觉发育到各种常见病的发生发展和治疗方法，书中均有所述。为读者更好地了解儿童眼病的特点、诊疗转归提供帮助。

　　本书的著者来自北京儿童医院、复旦大学附属眼耳鼻喉科医院、北京大学第一医院眼科中心、北京大学第三医院眼科中心、天津医科大学眼科医院、解放军总医院眼科医学部、河南省儿童医院。在本书出版之际，再次对所有著者表示衷心的感谢！

余继锋

2021 年 10 月　于北京

目　录

第 1 章

儿童视觉发育

眼是人类重要的感觉器官之一，新生儿的眼球尽管外观与成人的眼相似，但是在发育期，眼球的形态、屈光度、角膜形状、视网膜和神经系统发育等方面都会发生巨大的变化。本章重点介绍在胚胎期视觉发育特点、婴幼儿及儿童青少年眼球组织结构的变化、视功能的发育等内容。

人类视觉的基本功能包括光觉、形觉、色觉、眼球运动、双眼视觉等生理功能。视觉的基础是光觉，感受外界光的刺激是视觉的最基本特征。但是人的视觉不是与生俱来的，新生儿出生时只有光感，完善的视觉功能是在出生后接受了大量的视觉刺激后逐步发育成熟的。在此期间，任何原因剥夺了外界光线对眼的视觉刺激，都会严重影响视觉发育。同时，在这一时期越早进行干预，视觉功能提升的概率也越大。

第一节　人眼的胚胎发育

人类的受精现象是男性的精子与女性的卵子在母体的输卵管结合，之后便开始进行特殊的有丝分裂，称为卵裂。卵裂产生的子细胞称为卵裂球。受精后第 3 天，卵裂球形成一个实心胚称为桑葚胚。约第 5 天，卵裂球细胞间形成囊泡状胚称为囊胚。第 5—6 天，囊胚开始植入子宫内膜。约在第 7 天，分化形成上下两层细胞，下方的一层称为内胚层，随后形成一封闭的囊，称为卵黄囊；上方的一层称为外胚层，增殖分化形成的囊腔，称为羊膜腔。外胚层与其下方的内胚层紧密相贴形似盘状，为胚胎发育的基础称为胚板。随后在内、外胚层之间，形成一新的细胞层，称为中胚层，从而形成了三层基本胚层胚盘：外胚层（ectoderm）、中胚层（mesoderm）和内胚层（endoderm）。

三层基本胚层	外胚层	表面外胚层	晶体，角膜上皮细胞，泪腺，眼睑上皮层，结膜上皮层，各种腺体的上皮细胞
		神经外胚层	视网膜色素上皮细胞，视网膜视神经纤维，虹膜肌肉
		神经嵴	角膜内皮细胞，睫状肌，玻璃体
	中胚层		眼外肌，血管的内皮细胞，角膜、结膜及葡萄膜的基质
	内胚层		无参与眼球发育

眼在胚胎第 2 周起随着中央神经系统的分化开始发育，胚胎第 18、19 天，位于中线两侧的外胚层增厚，形成了一个头端宽大、尾端狭小的细胞层，称为神经板。神经板的左、右侧缘隆起形成神经皱襞，而其中央凹陷形成神经沟。至 22 天左右，神经沟逐渐开始闭合形成了神经管，至 27 天左右完全闭合。神经管是中枢神经系统的起源，分化为脑和脊髓。

胚胎第 3 周，神经管头端未闭合前，其两侧出现弧形凹痕称为视沟，之后进一步发育形成视窝。第 4 周，神经管前端闭合成前脑时，前脑两侧向外部膨出形成左右对称的囊泡称为视泡。视泡腔与脑室相通，在视泡近脑端逐渐变细称为视茎，即视神经原基。这些眼的原胚随着胚胎发育渐渐由两侧往胎儿脸部中间移动，在 13 周之后到达脸的中央位置。

胚胎第 4 周末，神经管头端逐渐扩大形成三个连续的膨大体，即前、中、后原始脑泡。视泡远端也进一步突出膨大而贴近表面外胚层，视泡远端偏下方向内凹陷，形成双层细胞的杯状结构，称为视杯。同时该处表面外胚层在视泡的诱导下增厚形成晶体板，随后晶体板向视杯内陷入，形成晶体凹并且逐渐加深，之后渐与表面外胚层脱离而形成晶体泡。视泡逐渐凹陷包围晶体的上方和两侧，在视杯和视茎下方内陷形成一条纵沟称为脉络膜裂，同时围绕视杯的中胚层发出的玻璃样血管经脉络膜裂进入视杯内。

胚胎第 7 周时，脉络膜裂除视茎下面部分外其余完全闭合。玻璃体动、静脉穿经玻璃体的一段退化，并遗留一残迹称为玻璃体管，其近段则分化为视网膜中央动、静脉。

眼各部分结构是由视杯、视茎、晶体泡及它们周围的细胞间质分化发育形成，其形成的过程非常精细而复杂。

第二节　眼球各部分结构的胚胎发育

一、眼球壁

1. 角膜（cornea）　在胚胎第 33 天左右开始发育。胎儿正在发育的角膜因为高度水合作用的关系是半透明的，直到组织成熟水的含量降低，角膜才会变得清澈透明。在出生时，角膜上皮细胞只有 4 层，出生后 4 ～ 5 个月增至 5 ～ 6 层。

2. 巩膜（sclera）　在胚胎第 7 周左右从间叶边缘开始发育。

3. 脉络膜（choroid）　在胚胎第 3 个月形成脉络膜大血管层，并引流入穿过邻近巩膜的涡静脉。胚胎第 5 个月，脉络膜的中动脉层在脉络膜微血管层和大血管层之间形成，脉络膜血管出现了明显的分层。

4. 视网膜（retina） 视网膜在胚胎时期较早发育，由视杯内、外两层共同分化而成。视杯外层分化为视网膜色素上皮层；视杯内层增厚并高度分化，形成视网膜神经上皮层。自第 6 周起，先后依次分化出节细胞、视锥细胞、无长突细胞、水平细胞、视杆细胞和双极细胞。视锥细胞出现在胚胎第 4—6 个月，视杆细胞出现在第 7 个月。胚胎第 8 个月时，视网膜各层已基本形成。黄斑部的发育较为特殊，胚胎第 3 个月时黄斑开始出现但发育较迟缓。胚胎第 7—8 个月时，黄斑区的视网膜开始迅速发育。

二、眼内容物

1. 晶体（lens） 晶体最早可以在第 27 天被检测出来，在第 33 天左右从视杯分离出来成为单一的实体。

2. 玻璃体（vitreous body） 玻璃体的发育分为三个阶段。

（1）初级玻璃体：胚胎第 4—5 周，在玻璃体胞与原始眼胞之间充满初级纤维、间质细胞和玻璃样血管，这些共同组成原始玻璃体。

（2）次级玻璃体：胚胎第 3 个月时玻璃样血管逐渐萎缩退化，形成次级玻璃体。

（3）三级玻璃体：胚胎 3—4 个月，由次级玻璃体的胶原纤维浓缩，延伸至晶体赤道部构成三级玻璃体，即晶体悬韧带。

三、视神经系统

胚胎第 6 周时，视网膜的视神经纤维逐渐从脉络膜裂进入视茎，由其腹面进入脑部。在胚胎第 7 周时，视神经纤维全部填满视茎，同时脉络膜裂除在远端玻璃体动脉穿入处外，其余部分完全闭合。视神经不断地变粗，视神经纤维不断地增加。视神经纤维逐渐向脑内方向生长，在脑下垂体前到达前脑下方，部分纤维交叉到对侧形成视交叉。胚胎第 10 周时，视索即已形成。胚胎第 7 个月时视神经髓鞘从视交叉处开始，沿神经纤维向眼部生长，出生后进入视网膜，则形成视网膜有髓神经纤维。

四、血管系统

眼部血管系统是由中胚层发育而来的，发育过程复杂，在胚胎早期第 3 周血管即开始出现。眼部血管系统主要来自眼动脉，逐渐发育为眼内和眼外的两个系统。

第三节　眼附属器官的发育

一、眼眶

胚胎第 4 周时，眼眶由围绕视杯周围中胚层组织发育而成。

二、眼睑和结膜

胚胎第 4 周前，胚眼的表面为一层体表外胚层所覆盖。第 5 周开始，该处外胚层组织形成睑褶，为眼睑的始基。睑褶的外层分化成眼睑皮肤，内层形成结膜并和球结膜和角膜上皮相连续。睑褶中间为中胚层组织充填，发育成睑板、结缔组织和肌肉组织。胚胎 3 个月时，上、下眼睑的边缘相向生长导致互相粘连融合，直到第 5—7 个月时才又逐渐分开。胚胎第 8 周，眼睑尚没完全闭合时，眼球内侧外胚层垂直折叠，形成结膜半月皱襞。第 9 周发育出毛囊、皮脂腺等，随后出现睫毛。

三、泪器

泪器所有组织均由体表外胚层发育而来。眶部泪腺出现较早，于胚胎 7—8 周即可见到；睑部泪腺，于胚长 40～60mm 时才出现。胚长 50～55mm 时泪腺管开始形成。于出生 3—4 岁时，泪腺发育完成。当胚胎第 6 周时，上颌突向前生长与内外侧鼻突接触，形成胚胎颜面部。此时，外胚层组织在外侧鼻突和上颌突之间下陷成沟，沟内的上皮渐与表面上皮脱离呈柱状埋于表面组织的下面，形成泪道原基。细胞柱向上长入眼睑，向下则进入鼻内。以后细胞柱中央细胞变性崩解，从中形成管腔。胚胎第11周时，管道大部分形成，而上下端仍是封闭的。胚胎第7个月时，上下泪点开通，第8个月时鼻泪管下口开放，至出生前泪管完全通畅。若在泪道发育过程中发生障碍，则可产生泪道异常，如泪小点、泪小管缺如或闭锁，泪囊先天瘘管或鼻泪管闭锁等。周绕视杯的中胚层组织由于变密而演化形成眼眶的骨壁。当胚胎发育至 7 ～ 9mm 时，两眼朝向外侧，后眶轴向前内移动，视轴也随之改轴。眶轴最后成45°。视轴的改变与双眼单视形成有密切关系。眼眶的发育一直延续到青春期。如在小儿时将眼球摘出，则会影响眼眶的正常发育。

四、眼外肌

眼外肌来源于中胚层。胚胎第3周，眼胞周围的中胚层组织成圆锥形为原始眼外肌。第4周开始分化，第5周时可以分辨出 4 条直肌和 2 条斜肌，到第 6 周时各眼外肌完全分开。第10周以后上睑提肌从上直肌分化出来，第 11 周该肌发育完全，所以当上直肌发育不全时，常同时伴有上睑提肌发育不全。第12周时，在直肌附着处中胚层组织密度增加逐渐分化形成眼球筋膜。

以下为胚胎发育过程中的主要阶段。

——4 周：眼泡凹陷，晶体开始形成，初步的玻璃体出现。

——5 周：眼窝形成，网膜层开始分化，晶体泡分离独立。

——6 周：眼杯裂闭锁，眼杯缘轮状血管形成。

——7 周：巩膜、角膜、外眼肌分化。

——8 周：眼茎内腔闭塞。

——10周：视索完成，网膜及睫状体、虹膜发育。

——12周：黄斑部开始出现，玻璃体动脉萎缩开始，瞳孔括约肌形成，第三期的玻璃体出现。

——4个月：睫状肌开始形成，悬韧带开始形成，许莱姆管形成，玻璃体完整形成。

——5个月：瞳孔膜消失，鲍曼膜消失，角膜神经末梢出现，黄斑部开始分化，虹膜括约肌形成，眼睑开始分开。

——6个月：虹膜扩张肌形成，视网膜层发育完成，房水开始形成。

——7个月：眼睑完全分开，睫毛出现。

——8个月：玻璃体动脉退化，瞳孔膜萎缩，视网膜各层基本形成。

第四节　出生后眼的发育

一、新生儿眼球大小及形态

足月新生儿眼球重量在 2.3～3.4g，成人眼球的平均重量为 7.5g。婴儿眼球的体积在 2.20～3.25cm³。新生儿的眼球，前后径 16mm 左右，垂直径 14.5～17mm，外形趋于竖椭圆形，容积约为 2.6ml。而成年人眼球前后径平均 24mm，垂直径约 23mm，外形呈水平椭圆形，容积 6.5ml。随着生长发育，眼轴轴长有三期增长模式。在新生第一年，生长速率最快。第 1 年平均眼轴长增加 2.5～3.8 mm，平均长 20.7 mm。随时间的延长，眼轴生长速率逐渐减小，第二年平均为 21.5 mm，第三年为 21.9 mm。此后，生长速度每年约减慢 0.4mm。5—15 岁，在无屈光不正的情况下，眼轴长度增长通常小于 1.0mm。在青春期时，眼轴增长速率将进入第二个高峰，女孩的平均眼轴长比男孩短，分别为 23.92 mm 和 24.36 mm。在一些病理情况下，如先天性青光眼、白内障和早产儿视网膜病变，轴长测量值与这些标准值不同。白内障儿童在出生后第一年的眼轴长度比非白内障儿童短——平均眼轴长度分别为 17.9mm 和 19.2mm。而对于早产儿，与同年龄组的足月产儿童相比，其眼轴增长速率更快，更易患近视及视网膜病变。

相对于其他器官来说，新生儿的眼是最接近成年人尺寸的器官。角膜随着生长发育细胞内部变化以保证透明，并且其屈光度也是不断变化的。出生时角膜的矢状径与其横径相等。对于早产儿，角膜直径可能与任何胎龄时近似，因为它与婴儿体重（g）相关。角膜直径（mm）等于 0.0014× 体重（g）+6.3。因此，新生儿的角膜平均水平直径为 9.0～10.5mm（平均值 9.8mm），垂直直径比水平直径略长，9.9～10.5mm。一般来说，足月产婴儿角膜直径＞11.0mm 可定义之为大角膜；相反直径＜9.0mm 为小角膜。角膜直径的增长也伴随着角膜曲率的变化。角膜作为重要的眼屈光介质，角膜曲率半径的变化影响视网膜图像的清晰度。为了维持图像清晰，角膜曲率的变化必须与晶体和眼轴长度的变化相平衡。婴儿的角膜曲率比成人的要陡峭得多。孕 32 周时，胎儿角膜平均水平方向曲率为（63.3±3.3）D，垂直方向曲率为（57.3±2.6）D；孕 36 周时，两方向曲率迅速下降至（54.0±3.0）D 和（50.7±2.4）D。角膜曲率在足月婴儿出生 2—4 周迅速下降，直至第 8 周后缓慢下降。儿童时期角膜水平曲率保持稳定，其垂直曲率随着年龄增长略有下降。因此儿童发育期间，其生理散光轴向为顺规散光。在 40—50 岁后，水平方向开始变陡，这导致在中年后，个体中常见顺规散光逐渐转为逆规散光。

二、临床异常眼球形态

1. 先天性无眼症和小眼症(Anophthalmos and Microphthalmos)无眼症和小眼症分别指眼球缺失和眼窝内小眼球。这是因为在胚胎发育的第 4 周，初级视泡未能完全发育而导致的。无眼症和小眼症通常是双侧的，在 75% 表型不同的病例中作为遗传综合征的一部分发生。其余病例通常是由于母体病毒感染或摄入致畸剂所致。小眼症可合并小角膜、白内障、无虹膜及系统性疾病。

2. 隐眼（Cryptophthalmos）　通常是双侧眼球被连续性的皮肤所遮盖而无睑裂，仅有眼球遗迹或完全无眼球，眼球前部多存在一个泡形结构，内有晶体残留和玻璃体。患者眼窝可触摸到皮下有一定活动度的球形物。有些病例在强光刺激时可见到因眼轮匝肌反射性收缩造成的皮肤皱缩，并对光源有一定的跟随运动，提示这些患者可能尚有光感。患者亦可发生先天性睑球粘连及角膜角化，还可有眶部皮样囊肿，眉毛可部分或完全缺失。

第五节　视功能的发育

视觉系统从母亲妊娠期就开始了生长发育。出生后，通过视觉刺激和环境的相互作用，发育过程同时伴随着儿童的整体发展，即神经、心理、运动发育、视觉 - 运动协调、认知能力、行为、环境和社会文化适应。该系统的解剖学和神经生理学完整性对发育过程至关重要，随年龄而异，并与遗传、认知和环境因素相互依存。出生后，视觉系统的发育包括眼球发育、皮层区域的神经通路的发育及整合不同部分的皮层区域。新生儿在出生时即有光感，1—2 周时对强光有闭睑反应，2—4 周的新生儿，对由远及近的光源可有小幅度的辐辏反应。从出生至4 个月的婴儿有黑白对比的视觉，故此阶段给婴儿选择玩具时应选择对比强烈（如黑白）为宜。这一时期也是视觉发育最活跃，也是最易受损害的，被称作视觉发育的危险（关键）期。

1. 视网膜　为视觉冲动的感受器，和视神经一样为脑向前延伸的部分，主要由神经细胞、感觉细胞和光感受器组成。光感受器（视杆细胞和视锥细胞）构成视网膜最深层，然后向上依次为双极神经细胞和神经节细胞。当光线映入视网膜，在视杆细胞和视锥细胞内引发光化学反应，由此产生神经冲动，传导至视皮质。以往认为：视杆细胞主司明亮感觉和夜光视觉，而视锥细胞主司颜色感觉和日光视觉。新的研究对此理论提出质疑，并推测这些过程可能更为复杂，本书不做进一步讨论。视觉最敏锐区为视网膜中央凹，只分布有视锥细胞，且一对一地与双极神经细胞相连，而视网膜其他区域则混合分布视锥细胞和视杆细胞。视觉物体在视网膜上的成像类似照相胶片上的成像，为头倒置且左右反向。视网膜双极神经细胞通过其树突与视杆细胞和视锥细胞联络，然后将接受的神经冲动向中枢方向传导给神经节细胞，神经节细胞的轴索长、穿过视神经乳头，构成视神经。视神经含有约一百万根神经纤维，约50%在视交叉处交叉，来自视网膜颞侧的纤维不交叉，而鼻侧的纤维交叉后到对侧。视交叉之后，同侧视网膜颞半侧的纤维和对侧视网膜鼻半侧的纤维合并成视束。另有一小束视神经纤维由视束分支出来后到四叠体上丘及顶盖前区的神经核团。它们为各种视觉反射（尤其是一些重要光反射）的传入性纤维。视束终止于有6个细胞层的外侧膝状体，视神经的大部分纤维在此交换下一级神经元。这些纤维先通过内囊后肢的最后部然后形成宽带状的Gratiolet视放射纤维束围绕侧脑室下角和后角，终止于枕叶内侧和距状裂上、下方的视皮质（Brodmann 17区）。由黄斑而来的纤维占据了视皮质的最大区域。17区也称纹状区，因为切面标本上可见由横行纤维构成的Gennari纹。双眼视觉发育与提高单眼视力相一致，人类纹状皮层中70%的神经元是双眼神经元，而小部分为单眼神经元。虽然视神经纤维在交叉处部分交叉，但是从视网膜到视皮质的各神经纤维仍然保持了严格的点对点躯体特定区排列顺序。视野左侧的物体同时在左眼视网膜鼻半侧以及右眼视网膜颞半侧上成像。在视交叉处，来源于左眼视网膜鼻半侧的纤维交叉到右侧，其交叉纤维与右眼视网膜颞半侧神经纤维合并成视束向后进入右侧的外侧膝状体，最后到右侧视皮质。所以说，右侧视皮质主管视野左半侧的视觉，相应地，来自右侧视野的所有视觉刺激通过左侧视束到达左侧视皮质。建立正常双眼视觉需要等量的视网膜刺激和双眼正位。

2. 固视　固视反射是双眼为固视目标所进行的小而快的矫正运动，以使物像稳固于黄斑中心凹。生后 2—3 个月时固视反射发育的关键时期，此期间任何影响视觉发育的因素，都会影响固视反射的形成导致眼球震颤。6—8 个月大时，幼儿的眼球逐渐成熟，可以学着分辨上下左右的方向，双眼已经能对准目标—固视，以及跟着移动的目标—追随，立体感的建立也接近完成，适合进行首次视力检查。如果等到 1—2 岁后再做检查，可能会延误幼儿视力发展的关键期与可塑期。

3. 双眼同时视　双眼同时视即双眼能够同时看到两个不同的画面。在儿童视力逐渐提高的过程中，双眼视功能，即同时视、融合及立体视觉也在逐渐发育和成熟。外界物体的影像分别落在双眼视网膜上，神经冲动沿着视神经纤维传入大脑的视中枢枕叶进行整合，将分别来自双眼的视觉信号进行识别，分析、综合形成一个完整具有立体感的物像。在出生时视网膜对应已发育，但是运动系还不成熟，不和谐的眼运动可能导致间歇性复视。双眼功能在出生后 2 个月才开始发育，2—3 个月开始出现双眼融合功能，即视觉系统将两眼相似且非同一的两个像合成一个像的能力，此功能在 3 个月后增强。在 3—4 个月后才发育较佳的立体视。立体视觉是双眼视觉的最高级反应能力，是视觉系统对深度直觉信息加工的能力。具有完善的双眼视觉，才能感知物体的立体形状以及该物体与人眼的距离，或者两个物体相对的远近关系，是人类赖以从事各种高级精细工作的基础。5—6个月能迅速达到成人的1分视角的立体视。双眼视觉的关键时期在6个月到1岁迅速发生，在1—2岁达到顶峰。随着儿童年龄的增长，视力的提高逐渐完善，双眼视觉功能8岁左右得以巩固。在关键时期，若有异常的视觉经验，则能破坏正常的视觉发育导致弱视和斜视。形觉剥夺更能破坏关键时期长的视觉功能，如空间视觉或双眼视觉，而较少破坏关键时期短、完成早的视觉功能如色觉。因此，正常的视觉除单眼视力正常外，还包括感知形象、颜色、运动，双眼同时视，融合功能和立体觉。研究显示：VEP（视觉诱发电位）能反映被检查者有无双眼单视功能，正常人双眼VEP波幅比单眼大一倍以上。通过对2—18个月婴儿进行VEP检查发现，双眼VEP波幅较单眼大30%以上，亦显示出生后2个月已经开始具有双眼单视功能。

4. 眼运动系统的发育 　扫视运动是当眼球从某个目标移向另一个目标时，为使新的目标迅速投射到黄斑中心凹上，此时出现的一种快速的同向运动。成人的扫视运动快且准确，婴儿的扫视运动慢，且追随能力欠佳。在出生后的前3个月，扫视运动开始发育，到5个月时几乎可达到成人水平。

早期对调节的研究发现新生儿有固定的焦点而无调节，出生1个月后可对近处目标产生调节性集合，2个月时调节能力提升。出生后2个月可间断出现融合性集合，随着年龄的增长逐渐完善。

5. 小儿眼的屈光变化 　胎龄小于36周的早产儿中，近视的发生率比足月产的婴儿高，妊娠期越短，近视的发生率越高。足月新生儿为 +2.00D ~ +4.00D 的远视屈光状态。6个月时远视达到最大值。随着年龄的增长，6—8岁时可达到正视。4岁以下的儿童大多都不是正视眼。4—6岁为慢速生长期，屈光逐渐由远视化向正视化发展。8岁左右基本发育完善。发育趋势是从轻度远视逐渐变为正视，这是由于晶体屈光力下降和眼轴增长导致的。如果人眼发育停止过早，为发育不良，屈光呈远视状态；过度发育，屈光呈近视状态。人眼屈光的演变遵循远视→正视→近视的发展是不可逆的。研究显示，19% 的 1 周龄的新生儿，有大约 1.00D 的散光，3 个月时上升到 5.00D，至 6 个月以后，散光的发生率开始下降；主要和角膜不同径线的发育不平和有关。婴幼儿期的远视散光的高发生率，除角膜发育不完善造成的散光外，晶体是其散光发生的第二决定因素。晶体所呈现的散光，可能是由于晶体的倾斜所致水平径屈折力大于垂直径的原因；也可能是睫状肌各部位的张力不够平衡，而致其相应的晶体悬韧带的张力不均，从而导致散光。

第六节　儿童视觉电生理研究

视觉电生理检查（examination of visual electrophysiology）通过记录视觉系统生物电活动以诊断疾病、鉴定疗效、判断预后的检查方法。是一种无创性客观视功能检查方法，主要包括，视网膜电图（electroretinogram；ERG）和视觉诱发电位（VEP）。

1. 视网膜电图（ERG）　主要检查视网膜功能。应用图形 ERG 研究婴幼儿的空间分辨力的发育过程，但结果不一，有人认为 3.5 月龄婴儿的 P-ERG 的分辨阈值已达到成人水平。单纯光刺激（F-ERG），弱视眼与正常眼的电反应没有明显差异，图形视网膜电图（P-ERG）检查，则弱视眼 ERG 的 b 波波幅及后电位的振幅均降低，斜视眼 P-ERG 反应下降。引起视网膜电流图异常的主要病症：高眼压与青光眼、视网膜中央动脉阻塞、视网膜脱离、眼外伤、视神经炎、视神经外伤、视神经萎缩、糖尿病性视网膜病变、视网膜血管性病变、累及视网膜各层及脉络膜的各种病变，包括炎症、变性、肿瘤、外伤及眼内金属异物的中毒等。

2. 视觉诱发电位　视网膜受光或特定图形刺激后产生神经

兴奋，通过视路传导到视中枢，利用现代微电极技术及计算机技术，将这些电位活动记录下来，就可得出视觉诱发电位（VEP）。Ellingson 等应用闪光 VEP 发现新生儿波形平坦、简单、变异性大；2—3 月时波形成分增多，潜时缩短，与成人接近；也有人认为小儿在 6 岁之前，从视网膜到视皮质下中枢的结构联系一直在发育中。测试正常儿童和弱视儿童的 P-VEP（图形 VEP）发现，弱视眼的 VEP 潜伏期延长，振幅小于健眼，刺激双眼时振幅也不明显提高，用 P-VEP 测量弱视儿童非弱视眼的视觉诱发电位，可以发现弱视的对侧眼及已治愈的弱视眼，尽管视力完全正常，但 VEP 仍然表现异常，以 P100 波潜伏期明显延长为特征。视觉诱发电位的临床价值视觉诱发电位（VEP）是了解从视网膜到视觉皮质，即整个视觉通路功能完整性检测。通过特定的棋盘格翻转模式分别刺激左、右眼在视觉皮层记录诱发电位（P100）。依据 P100 潜伏期和波幅分析通路损害在视网膜、视交叉前或视交叉后的水平，对损害程度、治疗效果及预后做出客观评估。由于 VEP 是一种检测视神经亚临床损害的敏感手段，神经科和眼科临床部分疾病的诊断及鉴别，视觉诱发电位（VEP）具有得天独厚的优势。研究婴幼儿的视觉发育利用 VEP 检查婴幼儿空间辨别力，发现其发育很快，6 个月可达成人水平；婴幼儿的时间频率辨别阈值较高，成熟的最早，说明婴幼儿在前 6 个月视系统发育从黄斑到大脑皮质是很快的，VEP 在婴幼儿视功能检测中是新发展起来的可靠的方法。弱视病理生理机制探讨弱视的动物模型实验表明，弱视的发生与视网膜上物像清晰度有关，幼年时在视网膜上的物像如始终是模糊的，那么就会导致弱视的发生（外周学说）。VEP 也可能为立体视检测提供客观指标，正常人双眼同时接受刺激的 VEP 波幅比单眼高，正常立体视者两眼 VEP 波形相似，而无双眼视者可能发生相位颠倒。VEP 包括图形视觉诱发电位（patternVEP，PVEP）和闪光视觉诱发电位（flashVEP，

FVEP）。PVEP 记录的是图形刺激（棋盘格或光栅）所诱发的从神经节细胞至视皮层的生理电位，常用的刺激图形为黑白翻转的棋盘格图案，主要观察 P100 波。FVEP 记录的是闪光刺激（常用白色闪光)所诱发的从神经节细胞至视皮层的生理电位，主要观察 P2 波。VEP 报告应描述波形、幅值与峰时。多数学者认为弱视眼的图形 VEP 是异常的，主要表现为 P1 波潜时延长，振幅降低，P2 波潜时缩短，此改变在中高空间频率图形刺激时尤为明显，弱视患者不仅有振幅降低，潜伏时间延长，而且还有波形改变。

（杜　蓓　王碧莹）

参 考 资 料

[1] Carlson, B. (2014). *Human embryology and developmental biology.* Philadelphia, PA: Elsevier/Saunders.

[2] 薛社普，俞慧珠，叶百宽，等．中国人胚胎发生发育实例图解．北京：中国协和医科大学出版社，2009.

[3] 苏俊峰，眼睛解剖生理及常见疾病概论．北京：新闻京出版社，2017.

[4] Bentley RP, Sgouros S, Natarajan K, et al. Normal changes in orbital volume during childhood. J Neurosurg 2002, 96: 747-754.

[5] Fountain TR, Goldberger S, Murphree AL. Orbital development after enucleation in early childhood. Ophthal Plast Reconstr Surg 1999, 15:32-36.

[6] Nelson, Leonard B., and Scott E. Olitsky. Harley's pediatric ophthalmology. Lippincott Williams & Wilkins, 2013.

第 2 章

儿童视功能检查

与成年患者不同，儿童往往不能意识到或交流他们的眼出了什么问题，并且通常情况不愿意接受枯燥的检查，因此医师需要反复努力尝试来获得所有必要的信息。所以，小儿眼部检查通常是困难的、吵闹的、时常是无效的非正式检查。为了获得良好的病史采集和准确的检查结果，医师必须向父母和孩子提出正确的问题，通过提问的方式进行引导，以引起孩子的兴趣的同时，尽可能少地浪费时间。在整个检查过程中，孩子们必须参与进来，医师应学会保持他们的注意力，并且如何在检查中与他们"玩耍"。小儿眼科医师并不是天生就有能力让孩子的检查过程变得有趣。这门医学"艺术"需要极大的耐心、适应能力和大量的实践。本章将讨论可用于最大限度提高小儿眼科检查质量的各种技术，以及一些建议，使眼科医师和小儿患者的检查不那么繁琐，过程更加愉快。在整个检查过程中需要牢记的一些基本注意事项。

1. 因为孩子们可以集中注意力的时间是有限，因此每一分钟都很重要。这将要求医师在进入房间检查之前应从已知病历中收集尽可能多的信息。如果你在房间里的时候花时间看病历，你可能会失去接下来为孩子做检查的时间。

2. 即使孩子不配合，相当一部分的检查亦可以完成。

3. 孩子是你的患者，而不是他们的父母。因此，记得和孩子进行尽可能多的眼神交流。了解不同年龄的孩子喜欢的最新电影、人物或喜恶趋势，可以让你在检查前打破僵局，进行一些简短的交谈。一个小小的交谈和一个大大的微笑会对接下来的"合作检查"大有帮助。

4. 当你看到孩子的第一时间，请观察该患者是否有表观的异常，如斜颈、红眼、斜视、流泪，或瞳孔不规则，这些可以帮助您进行检查，辅助诊断。

5. 用孩子们能理解的语言与他们交谈。成人用语或医学术语会导致孩子与你疏远。如果你问孩子："你想玩一些有趣的游戏，用一些很酷的光线照你的眼吗？"孩子们会很好地配合，而不是毫无预警地对他们进行检查。用适合孩子的语言描述你使用的每一种仪器："我可以在照相机里看一下你漂亮的眼吗？""我看你的时候，你要不要抓住车把？"，有助于减少他们对裂隙灯检查的恐惧。

第一节　病史采集

小儿眼部检查一般包括：病史的采集、视力检测、视功能的检查、眼球运动、裂隙灯检查及屈光检查等。

医师应询问有针对性的病史问题，以帮助诊断和治疗。病史的采集须以儿童为导向，而不是给所有患者问询常规的成人病史。此外，查看转诊记录、病历手册也是十分必要的。

主诉应该用孩子或父母自己的话来陈述。对于有流泪症状的孩子，工作人员可以询问发病时间、是否全时段流泪还是偶发流泪、眼是否发红、是否有绿色或黏稠的分泌物、在户外时情况是否加重、孩子生病时是否加重等。关于斜视，问诊时可以确认首次发现的时间、持续或间歇性斜视、是否有任何关联的头位。病史问题应针对可能导致儿童诊断的因素去设计，包括产前和产后病史、出生体重、胎龄、手术或疾病史、药物过敏史、发育里程碑和任何医疗问题。此外，关于年级水平和学校表现的问题也是很好的问题。戴镜史及遮盖史也是很重要的病史问题。家族史对许多儿科眼病是很重要的，家族史的问题应针对任何遗传疾病，以及儿童青光眼、白内障、斜视或弱视（而不是像老年性白内障和黄斑变性等成人眼部疾病）。

第二节　儿童视觉损伤的流行病学

在婴儿出生后的第一年，一些眼部疾病，如先天性白内障、早产儿视网膜病变、先天性青光眼和视网膜母细胞瘤及脑视觉损伤等，能造成严重的威胁视觉的眼部问题。其他儿童期眼部问题还包括斜视、弱视、屈光问题和葡萄膜炎。斜视是双眼眼位不正。最常见的斜视类型是内斜视和外斜视。弱视可以引起斜视，反之，斜视亦可导致弱视。由于幼儿在发育过程中发生斜视后，双眼视会迅速下降，将会导致抑制和异常的视网膜对应，因此斜视的早期诊断和治疗是必要的。弱视是指视觉发育的异常，其特征为在正常眼中最佳矫正视力的下降，或者在结构异常的眼中其视力下降不能完全归因于眼部结构的异常。弱视可以是单侧的，或者是双侧，最好在儿童期的早期进行治疗。但是近些年研究表明，即使在十几岁时，弱视也可以进行治疗，并有可能获得改善。屈光不正是儿童中产生视觉问题的常见原因。具有视觉重要意义的屈光不正包括高度远视、中度至高度散光、中度至高度近视及不对称的屈光不正。估计在学龄前儿童中 5% ～ 7% 的儿童具有视觉重要意义的屈光不正。

早产是儿童期发生严重视觉损伤和盲的主要危险因素。早产儿中最常见的眼部问题是早产儿视网膜病变（ROP）。ROP的发生频率和严重性与孕育年龄和儿童出生时体重呈负相关。

早产儿发生弱视、斜视、屈光不正、视神经萎缩和皮质性视觉损伤的概率也较高。几年以后，这些儿童可能会发生青光眼和视网膜脱离。视觉损伤常伴有脑瘫、癫痫和其他运动和智力障碍。

因此，专业的小儿眼部检查的目的是为了尽早发现患有眼病的儿童，特别是那些有可能发生弱视的儿童，以便能够进行有效的治疗。因为部分儿童可能在进行眼部检查前表现出看似有正常的视觉能力，儿童的父母或监护人也可能辨不清楚体征和症状而延误治疗的后果。

第三节　眼部检查

当儿童有视觉方面的主诉或家长观察到异常的视觉行为时，应进行专业的小儿眼部检查。具有医学问题，如 Down 综合征、早产、青年性特发性关节炎、神经纤维瘤病，或有弱视、斜视、视网膜母细胞瘤、先天性白内障或先天性青光眼家族史的儿童，是发生眼部问题的高度危险人群。另外，表达、学习失能的儿童也应通过综合性小儿眼部检查来除外眼部是否有伴随发病。**最后，一些有发育迟缓、智力残疾、神经心理问题和（或）行为问题的儿童也可以从熟练地为儿童工作的眼科医师所进行的综合眼科检查中获益。**

一、小儿眼部检查的目的

1. 确定眼病的危险因素。

2. 基于相关的眼部发现来确定系统性疾病。

3. 确定容易导致儿童早期视力丧失的危险因素。

4. 确定眼及其相关结构、视觉系统的健康状态，评估屈光不正。

5. 同患儿父母 / 保健提供者、初级保健医师讨论检查结果的性质和其含义，在适当时也可以同患者进行讨论。

6. 开始制订适当的处理计划（如为新生儿直至 3 岁的儿童制订治疗、咨询、进一步诊断性试验、转诊、随诊及早期干预服务等，或者为 > 3 岁的儿童制订个人的教育计划）。

二、诊治过程

虽然完整的病史记录一般包括以下各项，但是对于每一位患者会根据其具体情况和需要而进行个性化的诊治。

1. 患者基本资料，包括性别、出生日期及父母 / 监护人的身份记录，提供病史者与儿童的关系，以及可能存在的身体、语言障碍。

2. 患者主诉及进行某项眼部评估的原因。

3. 目前眼部问题。

4. 眼病史，包括既往眼病史、系统性疾病史、诊断和治疗史。

5. 系统病史、出生体重、妊娠年龄、可能存在的产前和围生期的病史（如妊娠期间的感染，对一些物质或药物的暴露情况）、出院后的情况和手术情况、全身健康状况与发育情况。

6. 当前的用药情况和过敏病史。

7. 眼部情况和相关的全身疾病的家族史。

三、检查

儿童眼部检查包括眼的解剖状态和视觉系统的生理功能的评估。在检查时及时记录儿童的配合程度可帮助评估的顺利进行及结果解读。此外，根据不同的儿童的配合程度，检查的顺序也可做调整。知觉功能的检查应当在任何分离检查技术（如遮盖试验检查单眼视力，遮盖试验评估眼位）之前施行。双眼眼位检查应当在睫状肌麻痹之前施行。检查应当包括以下项目。

1. 双眼红光反射（Brückner）试验。

2. 双眼视 / 立体视检查。

3. 注视类型和视力的评估。

4. 双眼眼位和眼球运动。

5. 瞳孔检查。

6. 外眼检查。

7. 眼前节检查。

8. 睫状肌麻痹下的视网膜检影 / 屈光检查。

9. 检眼镜检查。

第四节　各项检查

一、双眼红光反射（Brückner）试验

红光反射试验是用来快速筛查眼后段的异常和屈光介质混浊，如白内障和角膜混浊。在暗室内，直接检眼镜的灯光从 45 ~ 75cm 远处同时直接照向双眼。如果可以从双眼观察到对称的红光反射，可考虑为正常。若在红光反射中出现混浊，或出现明显发暗的反射光、白色或黄色的反射光，或为不对称的反射，均考虑为异常。红光反射会根据视网膜色素多少而有不同程度的呈现，因此不同种族儿童的红光反射也会有所不同。此外，明显的远视会在红光反射中出现下方较明亮的半月弧。明显的近视则会在上方出现较明显的半月弧。

二、双眼视检查

双眼视包括知觉性融合、运动性融合、立体觉，以及其他与双眼协调相关的运动。双眼视检查对弱视、斜视、屈光不正和形觉剥夺引起的双眼视检查是有临床指导意义的。双眼视评估包括 Worth 四点灯（知觉性融合）、Randot 立体觉检查及三棱镜棒融合检查。此外，立体视的评估是双眼眼位检查的重要

成分，正常的眼位与建立高级立体视是息息相关的。

1. 注视类型和视力的评估

（1）注视：婴儿和蹒跚学步的儿童的视力测量涉及眼球注视和跟随运动的定量评估。通过吸引儿童注视检查者或监护人的面部（3个月以下的婴儿）或手持的灯光、玩具或其他方便利用的注视目标，然后缓慢地移动目标来评估眼球的注视和跟随运动。每只眼的注视行为可以记录为"注视且跟随"或"中央""稳定""保持"。

优先选择性注视可以通过观察儿童对遮盖一只眼后相对于另一眼的反抗程度来评估，即当对侧眼视力较差时儿童会对眼部遮盖进行抵抗。对于斜视患者，双眼的注视类型是通过确定非偏好眼注视所需时间长短来评估的，如是否可以注视、短暂注视、维持几秒钟的注视（或通过眨眼维持注视），以及自发性交替注视来进行分级。对于小度数斜视或没有斜视的儿童，通常可用手持 $10^{\triangle} \sim 20^{\triangle}$ 底向下的三棱镜放于一只眼前，然后施在另一只眼前，来观察受检者的注视行为。

当儿童能够应用视力表检查视力时，就应当尽快地应用基于视标（字母、数定或符号）的视力检查法进行定量的视力检查。

（2）视力：视力评估是小儿眼科检查的重要组成部分之一。儿童应在每个生长阶段进行视力检查。1月龄婴儿已有注视光源的能力，因此可在距离婴儿20～30cm处给一个光源或视标，以观察其是否有视觉反应。同时此时期婴儿已存在对光反射，根据瞳孔的光反射存在与否，粗略估计其视觉。1—3月龄婴儿可以检查固视和跟随运动，他们能全神贯注注视人的脸，主动看周围的东西，能看移近的手指。当一个物体快速到眼前时，宝宝会表现眨眼反射动作。3—6月龄幼儿，可用手主动捕捉感兴趣的目标，同时婴幼儿已具有防范性眨眼反射。此时期宝宝已具有立体感，可用手主动捕捉其感兴趣的目标，双手可以协调做简单动作。例如，取红色玩具置于眼前 15 ～ 20cm，观察其双眼追随物体的幅度和反应。对其做鬼脸等动作，观察其是否出现应答性微笑。另外，还可以做遮盖试验判断。遮盖一侧眼后若孩子出现明显的烦躁不安，且未遮盖眼不能追随物体运动，说明未遮盖眼视力低。遮盖一侧眼后孩子若没有明显的抵触情绪，未遮盖一侧的眼能够追随物体运动，说明未遮盖眼视力正常。对于 6—8 月龄幼儿由于运动系统的变化，其从躺位到坐位，视力范围也随之从左右发展到了上下，并可以通过改变体位以协调视觉，这对幼儿而言，他们的视野完全不同了。视力检查可通过视动性眼球震颤（optokinetic nystagmus，OKN）（图 2-1）和选择观看法（preferential looking，PL）进行视力检查。视动性眼球震颤是当人注视连续、重复从眼前通过的物像（如坐火车中的乘客注视窗外连续通过的树木）就可以产生一种不随意、有节律的眼球摆动。视动性眼球震颤是通过观

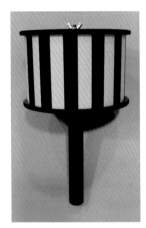

图 2-1　视动性眼球震颤

察婴儿对带有条纹、转动的小鼓有无特征性眼球震颤反应，来判断婴儿视力的一种方法。基于此原理的检查方法是在眼前转动黑白条栅测试鼓诱发 OKN，估计其视力。观察婴幼儿对不同宽窄条纹的反应，记录引起眼震颤的最细的条纹，通过换算可以得出视力值。此外，选择观看法也可以估测婴儿视力。检查时将各种不同宽度的黑白条纹呈现在婴儿眼前，引起婴儿注意，根据婴儿的反应，可测得其视力。随着年龄增长，儿童最佳视力也变化。8—12 月龄的婴儿已经形成了空间感知和远近意识。他们能较长时间的注视 3m 内的物体，且能追随缓慢移

动的物体，并能辨别物体的大小和形状。这个时期的婴儿通常喜欢坐着丢东西，然后爬行追物品等。12—24 月龄的婴儿注意力不易集中，很难测出其确切视力。2—3 岁时，可用客观视力检查法或使用儿童视力表检查视力。我国孙宝忱教授曾筛选出了最适合该年龄段小儿视力检查的几种图。3—4 岁儿童可以与检查者良好配合，运用中国通用的国际标准视力表进行视力检测。

视力检查涉及辨认视标，包括字母、数字或符号的认知的视力测试，亦是一项直观的用于视力普查和弱视筛查的检查。视标的呈现方式可以为挂在墙上的、计算机屏幕上的或手持卡片上的视力表。检查视力常规地在远距离 3m 或 6m 和近距离 35 ～ 40cm 进行。在理想的环境下，视力检查的条件应当是标准化的，这样比较每次随访中所得到的结果才有意义。标准的视力检查应当采用黑色视标和白色背景的高对比度视力表来进行。

视力表的选择、检查者的技术及其和能与儿童友好沟通的能力在很大程度上影响患者的表现。为了减少误差，检查的环境应当是安静的。对于低年龄的儿童可以先试着做近视力检查，让他们熟悉检查方式，这将有利于接下来视力检查的准确性。在测试之前，检查者需确保患者理解检查内容以确保检查结果的准确性。特别是对于年幼、怕羞或认知能力有损的儿童中，可以给予儿童对照手卡让其将手卡的字符与视力表字符相对应，这将使其视力测试结果更为准确。对于为有特殊需要的儿童进行视力测试时应尽量提供关于视力损伤的定量信息，以明确诊断患者的患病情况。此外，缩短检查距离和使用可翻动的卡片也能够有利于年幼儿童的测试。

视力检查应当进行分别的单眼、双眼的检测。对于单眼检测时，理想情况下可对幼儿患者的非被检眼可采用粘贴的眼罩或医用胶带来遮盖。如果儿童不能耐受或者无法进行此种遮盖的话，必须小心防止儿童用被遮盖眼"偷看"导致结果的非准确性。对于情绪反应激烈不让遮挡单眼的儿童患者，应当测试双眼视力。对于眼球震颤的儿童患者进行单眼视力检查时不可采用不透明的挡眼板遮挡，而是在被遮盖眼加用正镜片进行雾视，或采用半透明的挡眼板遮挡。对于这些患者也应进行双眼视力的检查以得到准确全面的视力信息。

　　Teller 视力卡是适用于 6 个月以上的婴儿至 3 岁的儿童的视力检查方式。此检查方法是通过观察孩子对不同粗细光栅（即空间频率）的不同反应来进行视力的检查。卡的检查面背景是灰色的，卡片一侧有一个 12cm×12cm 大小的光栅，17 张卡片里有 16 张卡的光栅条纹宽度由粗到细各有不同，还有一张空白对照卡，检查者通过观察儿童的视觉选择来测试视力。这种测试方法会在患有弱视的儿童中高估认知的视力。

　　对于超过 3 岁的儿童，可以用视力表进行视力检查。视力表上视标的选择和排列可影响视力检查结果。首先，视标应当是清楚的、准确的、有相似的特征且不受文化或认知水平影响的。Lea Symbol 图形视力表是一套国际上用于年幼的儿童视力检查的四图形视标视力表。当儿童看较小的视标时，每个图形的模糊程度是相似的，这可增加辨认出每个字符的可靠性。另一种应用于年幼儿童视力检查的视力表是字母视力表，采用只包含 H、O、T、V 字母的视力表。不能够说出 LEA 图形的名称或者 HOTV 视力表上字母的儿童可以允许其与手持的卡片相对照。对于较大儿童，理想的视标是 Sloan 字母视力表（图 2-3）。Snellen 字母视力表对于儿童检查不是特别理想，每个字母易读程度并不是相等的，且字母间的间距不符合世界卫生组织的标准。

　　视力表上视标的排列方式对于检查是重要的。标准检查的视力表应当以多个视标排列成一行来呈现，每行有相似数目的视标，且每行之间有相似的间距。弱视患者由于拥挤现象，辨

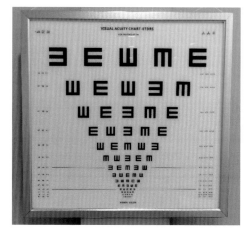

图 2-3 Sloan 字母视力表

认孤立的视标要比辨认一行呈现的视标更容易，因此以单个视标进行视力检查有可能高估视力。所以对于弱视患者的视力测量应当以一行的视标来呈现，检查者指向每个连续的视标且不要遮挡视标，以便保留相邻视标的拥挤效应。当对一些儿童必须要用单个视标才能利于视力检查时，在这个视标上方、下方及两侧围绕一些棒状线条，以便保留拥挤效应，而避免过高地估计视力。

2. 屈光检查　可分为主观检查和客观检查，其中对于儿童主要考虑到配合程度与理解能力，应以客观检查为主要屈光检查的方法。另外，客观检查应合理使用睫状肌麻痹剂。小儿调节力强，远视程度大部分被隐匿，调节痉挛时还会出现远视力下降的近视现象，即调节性近视。儿童必须使用睫状肌麻痹剂，才有可能得出较准确的验光检查结果。阿托品凝胶首选人群为6岁以下儿童的首次散瞳检查。内斜视儿童初次验光，可疑中高度远视。快速散瞳检影效果不稳定。客观检查为主要方法有计算机验光仪、检影法和直接检影镜法。

3.睫状肌麻痹下视网膜检影屈光检查　儿童的调节力远高于成人，因此低年龄初次屈光检查的患者需进行睫状肌麻痹。在施行睫状肌麻痹之前，可通过动态的视网膜检影快速地评估调节功能，这对于检查患有高度远视的视疲劳儿童或怀疑有调节不足的儿童是帮助的。

对于需要进行睫状肌麻痹屈光检查的患者，应慎重选择药剂。由于盐酸环戊通滴眼液与 1% 阿托品滴眼液的效果相似，但是作用时间较短，因此它通常用于 6 月龄以上的婴儿。盐酸环戊通的使用剂量根据儿童的体重、虹膜颜色和散瞳的历史来确定。对于虹膜颜色深的患儿需要重复滴用睫状肌麻痹剂或者滴加辅助散瞳剂，如 2.5% 盐酸辛弗林或 0.5% 或 1% 托吡卡胺来使瞳孔适当散大，亦可联合使用，以便进行检影验光。研究表明，在深色虹膜的婴儿中，单次联合滴用 0.2% 盐酸环戊通和 1% 盐酸辛弗林是安全和有效的。在少数病例中，还需额外联合应用 1% 阿托品滴眼液才能达到最大的睫状肌麻痹效果。在进行睫状肌麻痹之前滴用麻醉剂可以减少滴用睫状肌麻剂的刺痛感，促进睫状肌麻痹剂向眼内渗透。睫状肌麻痹剂和散瞳剂可以混合成喷雾的形式使用可以提供相似的睫状肌麻痹作用，而且可以获得相等或更好的患者满意度。睫状肌麻痹剂和散瞳剂的短期不良反应包括过敏反应、发热、口干、脉搏加快、恶心、呕吐、脸红，以及少见情况下发生行为改变。

4.双眼眼位和眼球运动　角膜映光法、双眼红光反射（Brückner）法及遮盖试验是评估双眼眼位的常用方法。用于斜视检查的遮盖、去遮盖试验，以及用于评估远、近距离第一眼位的交替遮盖试验的视标应采用可调节视标。施行遮盖试验需要儿童具有足够好的理解力和配合，以注视视标。应当对所有婴儿和儿童进行眼球的运动、眼位检查。对于注意力不集中或不合作的患儿，可以采用眼 - 头旋转（娃娃头检查法）（图 2-4）

或自发性眼球运动来检查和评估眼球运动功能。

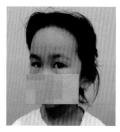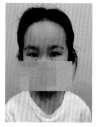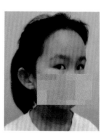

图 2-4 眼 – 头旋转（娃娃头检查法）

5. 瞳孔检查 评估包括瞳孔的大小、形状和对称性，对光的直接和间接反应，以及是否存在相对性传入性瞳孔缺陷。婴儿和儿童由于很难保持注视及快速变化的调节状态，因此对于他们的瞳孔检查是有困难的。双眼瞳孔大小相差超过 1 mm 可能怀疑存在病理改变，如 Horner 综合征、Adie 瞳孔综合征，或累及瞳孔的第Ⅲ对脑神经麻痹。不规则的瞳孔可能表示有外伤性瞳孔括约肌损伤、虹膜炎或先天性异常。若通过检查发现有严重的相对性传入性瞳孔障碍，应当转诊或会诊以寻找此缺陷的病因，如视神经或视网膜异常。

6. 外眼检查 涉及眼睑、睫毛、泪器和眼眶的评估。检查的内容可以包括眼球突出、上睑下垂量和上睑提肌的功能、有无眼睑后退，以及眼球在眼眶内的相对位置，如眼球突出或眼球后陷，小眼球或大眼球。对于眼球突出形态的检查，大龄儿童可能会耐受眼球突出计测量并可进行定量检查。对于配合度不佳的低龄的儿童，可通过从头部上方的目测观察法比较双侧眼球的位置，以估求眼球的突出程度。此外，还要注意面部结构，包括眼睑、眼间距、有无内眦赘皮、眶缘的解剖特征及其他异常情况。在检查过程中，应当随时记录头部和面部的位置，包括特定头部位置时眼球的位置。有明显的内眦赘皮和（或）宽、扁平的鼻梁的儿童常表现为内斜视，对于此类患儿要更加仔细地检查眼位，避免眼位正常的假性内斜视误诊或漏诊。对于外眼有明显异常特征的家族可能提示患儿存在先天性异常，应当确定其他部位，如耳、手有无异常来进行进一步评估。

7. 眼前节检查　对于配合程度高的儿童，可以使用裂隙灯显微镜检查角膜、结膜、前房、虹膜和晶体。对于配合度低的低龄婴幼儿，可用直接检眼镜、间接检眼镜检查或手持式裂隙灯显微镜进行检查。

8. 检眼镜检查　应当检查视盘、黄斑部、视网膜、血管和脉络膜，最好在适当散瞳后进行检查，门诊常用直接检眼镜（图 2-5）。由于儿童配合欠佳，通过检眼镜检查周边部视网膜几乎是不可能实现的。在必要情况下，周边部视网膜和巩膜压陷检查需在全身麻醉状态下进行。

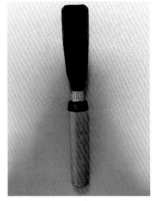

图 2-5　直接检眼镜

9. 其他检查　以下检查不属于儿童综合眼科的常规检查，根据患者的病史和或评估可能具有检查的适应证可进行附加检查。其包括知觉运动的评估、色觉检查、眼压测量和视野检查。此外，脸部和眼部结构异常进行照相可能有助于资料的记录和随诊。

（1）知觉运动的评估：知觉运动的检查由多个注视野中双眼眼位测量值组成。包括双眼功能的知觉试验，如 Worth四点检查（图 2-6）；无复视的视野；眼部旋转量的测量，如双马氏（图 2-7）；以及双眼眼位水平、垂直和旋转眼位，如三棱镜和同视机（图 2-8）。

（2）视觉对比敏感度：一般情况下，用于视力检查的传

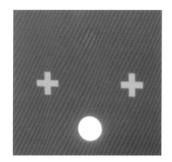

图 2-6　Worth 四点灯

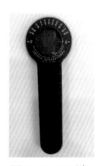

图 2-7　马氏杆

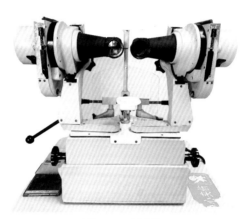

图 2-8　同视机

统视力表的背景是白色的,表上面的视标是黑色的字母、数字等,
视标和背景之间的黑白对比度高度 100%,黑白边界非常清晰。
因此,视力表仅仅反映患者在对比度为 100%,理想条件下的
视觉分辨能力。然而在实际生活中,我们极少能看到这种高对
比度的物体。我们在日常生活中更多看到的是不同对比度、边
界不清晰的物体,在这种状况下的分辨能力才是我们的生活
中的用眼能力。为了具体评估这种实际用眼能力,Cambell 和
Robson 于 1968 年引入了视觉对比敏感度(contrast sensitivity,

CS)的概念,来评估患者在低对比度情况下的视觉质量(图2-9)。所谓对比,是指黑色条纹和白色间隔之间的亮度反差。每度视角内图像或刺激图形的亮暗作正弦调制的栅条周数称为空间频率,周数越少、条栅越粗、空间频率越低,反之,周数越多、条栅越细、空间频率越高。不同的空间频率,对比敏感度阈值也不相同。对比度低于敏感度阈值时,视觉不能分辨出条栅,而视为一片均匀的灰色图案。对比敏感度与对比度之间的是倒数关系。研究表明,即便儿童视力不好,只要有良好的视觉对比敏感度,儿童在近距离,或者放大物体的情况下,依然能直接从背景里中将物体分辨出来。相反,在儿童有较好视力,但对比敏感度不好,当物体和背景的颜色或亮度相近时,儿童也很难将物体分辨出来。在这种情况下,即便放大物体,或者近距离看,儿童依然是看不清楚。由于视觉对比敏感度(CS)既能评估患者对物体大小、形状的分辨能力,又能反映人眼对不同对比度图形分辨能力的高低,比视力表检查更加准确、真实地评估视功能情况,因此经常用于白内障、屈光不正、斜视、

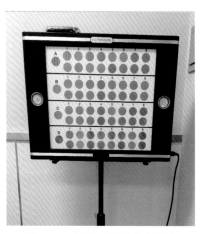

图 2-9　视觉对比敏感度检查

弱视等眼病的早期诊断和疗效评价。

（3）色觉检查：尽管色觉检查不是一个常规的眼部检查，但它是对于有家族遗传病史或有症状表现出色觉下降的儿童是十分重要的检查。1月龄婴儿的色觉绝对阈值为成年人的50倍，3月龄时为成年人的10倍。2岁以上儿童可用彩色物体识别法去检查色觉。检查时，可以将不同颜色和色调的彩色线团混放在一起，检查者手持不同颜色的线条，让被检儿童从线条中挑选出和检查者所持颜色相同的线条，即可判断其辨色力。这个检查过程也可以用蜡笔。对于3岁以上的可以与检查者配合的儿童，通常使用色盲检查图进行检查。

色盲检查图通常采用假同色表来进行。以简单的图形来代替数字的假同色色盲检查图可供无法辨认数字的儿童使用（图2-10）。8%的男性和少于1%的女性有色觉异常。在无症状的儿童中显示出有色觉缺陷的价值有限，但患者的双亲或老师对此可能是有兴趣的。

（4）眼压测量：因为在儿童年龄组中很少发生青光眼，因此眼压测量并不是对于每一个儿童的每次检查是必需的。如果儿童患有青光眼也会有明显的表现，如溢泪、畏光和角膜雾状混浊。当有青光眼或有病症对此危险因素有提示时，就应该进行眼压测量。由于儿童的配合程度低，因此对儿童患者的眼压测量是很难进行的，必要时需要滴表面麻醉药或全身麻醉后进行检查（图2-11）。对于儿童患者，为方便检查，可应用一些体积较小、结构紧凑的眼压计进行眼压测量，如Icare回弹式眼压计（图2-12）。中央角膜厚度的测量对于解释眼压结果是有帮助的。

（5）视野检查：小儿视野（visual field，VF）检查难度大，也容易被忽视。学龄前儿童可能由于理解困难，难以配合测试。对于无法进行仪器检查者，可采用对比检查法粗测，不能作为定性判断。检查时被检小儿与检查者相对而坐，相距0.5m，眼

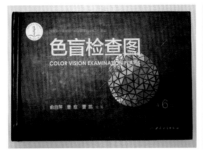
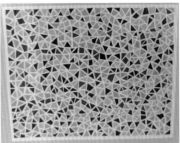
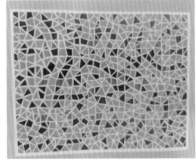

图 2-10 色盲检查图

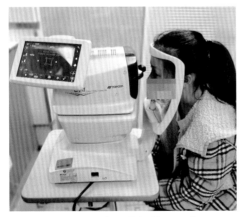

图 2-11 台式非接触眼压计

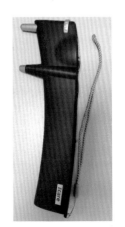

图 2-12 Icare 回弹式
眼压计

位等高。查小儿右眼时，测试者以左眼注视小儿右眼，双方对侧遮盖，相互对视。测试者将手指置于二人中间，在各方位由外周向中央移动，若小儿与测试者同时看到手指，则视野大致正常。但这对于偏盲和严重视野缺损者有一定的应用价值。一般 10 岁以后较能完成仪器检查，如 用 Goldmann、Humphrey 视野计（图 2-13）进行视野检查。

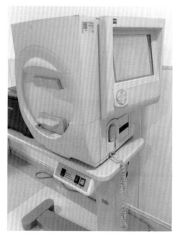

图 2-13　Humphrey 视野计

在儿童中可以应用面对面粗查视野的方法。评估年幼儿童的周边部视野可以让其观察注视野中呈现感兴趣的物品。当幼儿看着检查者的面部时，他可以模仿在不同象限的视野中呈现的手指数。较大儿童可以计算检查者在每只眼的各个象限内呈现的手指数。当有指征时应当尝试进行定量视野检查，但检查的可靠性存在争议，随着实践次数的增加，检查视野的表现会有所改进。

（6）影像学检查：对于小儿患者，首诊或随访时可进行关于面部、眼部特征照片拍摄或影像学记录。影像学检查记录包括眶部或附属器的团块、斜视、上睑下垂或面部的结构异常，角膜地形图检查与圆锥角膜相关的变化；眼前节拍照可记录白内障和其他异常；眼底拍照可记录视盘或异常的视网膜病理改变。

（7）视觉诱发电位（visual evoked potential，VEP）：视觉诱发电位（图 2-14）是检测当患者受到视觉刺激时在大脑皮质的枕叶区产生的相应脑电活动，是了解从视网膜到视觉皮质，即整个视觉通路功能完整性检测。一般以被检查者所能分辨的最小棋盘方格所对应的视觉作为小儿的视力水平。小方格图形 VEP 较大方格图形 VEP 更能反映中心视网膜及相应神经纤维的功能，小方格图形 VEP 异常是视神经病变的一个重要标志。

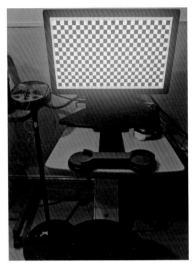

图 2-14　视觉诱发电位检查

第五节　诊断和治疗

对于常规眼部检查正常或只涉及屈光不正矫正，且无预估眼病的儿童，眼科医师应当向患者和其监护人解读结果后建议定期复查。在等待复查的期间，如果患者察觉有新的眼部症状、体征，或发生眼病时，患者应当回诊并进行综合眼部评估。

当病史采集发现有潜在的眼病危险因素，或者检查时发现异常的体征表现时，眼科医师应当根据检查结果对每个儿童进行适当的治疗和制订复诊计划。当患者确诊患有眼病时，应当考虑患者年龄个性化制订适合该患者的治疗计划，这可能涉及配眼镜、遮盖疗法、眼部训练、眼部滴药或给予全身性药物及手术治疗。在必要情况下，可以与其他科室的专科医师交流会诊，进行进一步的检查与评估。

对于普通眼科医师来说，小儿眼科检查是一项具有挑战性的工作。它需要练习、适应、温暖的微笑，以及与孩子们互动的能力，使你和患者成为检查过程中的朋友。与小儿检查相关的技能必须定期练习，以保持与儿童协作的能力。儿童时期是视觉发育的关键期，因此要了解并熟悉小儿检查，以保证结果的正确性。

（杜 蓓 王碧莹）

参 考 资 料

[1] 中华医学会眼科学分会斜弱视与小儿眼科学组 . 弱视诊断专家共识 (2011 年)[J]. 中华眼科杂志，2011，47（8）：768.DOI：10.3760/cma.j.issn.0412-4081.2011.08.027.

[2] 宋磊，胡建民 . 常用学龄前儿童视力表检查概述 . 中华实验眼科杂志 .2018(36): 3.

[3] American Academy of Ophthalmology Pediatric Ophthalmology/Strabismus Panel. Preferred Practice Pattern® Guidelines: Pediatric Eye Evaluations[J]. 2012.

[4] Nelson, Leonard B., and Scott E. Olitsky. *Harley's pediatric ophthalmology*. Lippincott Williams & Wilkins, 2013.

[5] American Academy of Ophthalmology. Basic and clinical science course. Pediatric ophthalmology and strabismus. Section 6. San Francisco, CA: American Academy of Ophthalmology, 2006.

[6] Ansons AM, Davis H. Diagnosis and management of ocular motility disorders, 3rd Ed. Oxford: Blackwell, 2001.

[7]　Nelson LB, Olitsky S, eds. Harley's pediatric ophthalmology, 5th Ed. Philadelphia, PA: Lippincott Williams & Wilkins, 2005.

[8]　Pratt-Johnson J, Tillson G. Management of strabismus and amblyopia— a practical guide. New York: Thieme Medical Publishers, Inc, 1994.

[9]　von Noorden GK, Campos E. Binocular vision and ocular motility. Theory and management of strabismus, 6th Ed. St. Louis, MO: Mosby, 2002.

[10] Wright KW, Spiegel PH, eds. Pediatric ophthalmology and Strabismus, 2nd Ed. New York: Springer, 2003.

第 3 章

儿 童 屈 光

第一节　眼的屈光和调节

一、眼的屈光概述

眼是人体观察事物的感觉器官。外界物体发射出来的光线，均需经过眼的屈光系统屈折后，集合成像于视网膜上。再由此发出冲动，经过视路传达到大脑视中枢而产生视觉。

眼的屈光系统（图 3-1），由角膜、房水、晶体、玻璃体构成。它们之间存在着具有一定曲率的界面，构成一个成像的总组合镜。

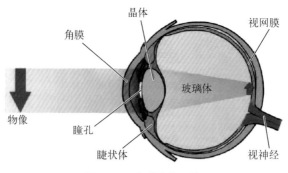

图 3-1　眼球屈光系统

正视眼要获得正常的视力，必须具备一定的条件。①眼的屈光装置必须透明完整和保持相互的位置；②视网膜要有完好健全的感光与传导功能；③视路及大脑皮质视中枢的功能必须正常；④在调节静止情况下，屈光装置的屈光能力大小必须与眼轴长度相适应。正常眼的屈光力和眼球前后轴的长度是互相匹配的。在静止状态下，远距离物体（5m以外）发来的平行光线经过眼的屈光系统，折射后焦点准确地落在视网膜上，形成一个清晰的物像。这种眼称为正视眼，否则焦点落在视网膜之前或视网膜之后，统称为非正视眼或屈光不正。

二、眼的屈光

眼的屈光系统分为角膜系统和晶体系统。两系统的光学中心位于连接角膜及晶体二者中心的直线上，该线称为眼的主轴。角膜前曲面顶点处为主轴的前极，相当于黄斑与视盘之间中点处的视网膜为主轴的后极。

角膜屈光系统由角膜和房水组成。角膜的屈光指数为1.376，前曲率半径平均为7.8mm。后曲率半径平均为6.8mm。中心厚度为0.5mm。房水的屈光指数为1.336，沿主轴之前房深度为3mm。空气与角膜折射率差别很大。故角膜面为眼屈光系统中最重要的曲折面，在整个眼屈光系统中起主要作用。角膜和房水可以看成一个单球面折射的屈光体。角膜屈光系统的屈光力为43.05D。

晶体屈光系统包括晶状体及玻璃体，晶体为双凸形，在静态眼中，其前面曲率半径约为10mm，后面曲率半径约为6mm，沿主轴之厚度约为3.6mm，晶体内部有许多层次，由外向中心各层屈度及折射率均渐次增加，核心部分曲率半径最小，但折射率最高，因晶体位于屈光指数相同的房水与玻璃体（1.336）之间，可视为被同一媒介包围的厚凸透镜。其屈光力约为 19.11D，整个眼的屈光力是两个屈光系统屈光力的组合。

屈光力大小可以用焦距（f）来表达。即平行光线经透镜折射后的光线或其反向延长线汇聚为一点，该点离透镜中心的距离为焦距。在眼球光学中应用屈光度的简写 D 作为屈光力的单位，屈光度为焦距的倒数。即屈光力 D= 1/f。如一透镜的焦距为 0.5m，则该透镜的屈光力为：1÷0.5=2.00D。眼的屈光力，取决于各屈光成分的位置、曲率半径、球面特性及折射率。

视觉信息的获取首先取决于眼球光学系统能否将外部入射光线清晰聚焦在视网膜上，即眼的屈光状态是否得当，眼的屈光与眼轴长度匹配与否是决定眼屈光状态的关键。

三、眼的调节

一个正视眼看远距离物体清楚，但如果屈光力不改变时近距离物体（5m 以内）发出的散开光线，经眼屈折后焦点势必落在视网膜之后，此时视网膜上的影像会变模糊，因此一个正视眼如看近距离物体就必须增加眼的屈光力，使落在视网膜之后的焦点前移到视网膜上，这种为了适应看近距离而增加眼的屈光力的现象叫作调节作用(图3-2)。调节作用是由睫状体收缩，晶体悬韧带放松，晶体凸度增加，其厚度由 3.6mm 增至 4mm，最终使晶体的屈光力增加而完成的。使用调节力的大小根据目标的远近而定，目标愈近，则需调节力愈大。

1. 远点、近点　　眼在放松的情况下，即在不使用调节时所能看清楚目标的距离称之为远点；而最大限度使用调节所能看清最近目标的距离称之为近点。

正视眼的远点在 5m 以外，近视眼的远点＜ 5m。用 D=1/f（屈光度 =1 米/焦距）的公式可以计算出近视眼的远点，也就是近视眼所能看清目标的距离。如 4.00D 近视能看清目标的距

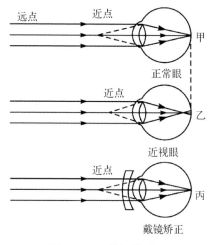

图 3-2　眼的调节过程

离为 0.25m。

2. 调节幅度、灵活度　调节幅度是表示眼睛能付出的最大的近距离调节范围。临床上常用移近法测量调节幅度。

调节灵活度是指眼放松调节和运用调节的能力。一般采用 ±2.00D 反转拍与视力卡配合检查。一般情况下，在 1 分钟内，8—12 岁的儿童双眼应可以看清不少于 5 圈，单眼不少于 7 圈。13—30 岁的人双眼不少于 8 圈，单眼不少于 11 圈。30—40 岁的成年人双眼应不少于 9 圈。

3. 调节异常

（1）调节不足，伴随外隐斜，多数由于长时间近距离工作引起。

（2）调节过度，儿童多见，注视近距离物体时，调节反应大于调节刺激。

（3）调节失灵，调节幅度正常，但远近交替注视时，反应迟钝。

第二节　正视和屈光不正

一、正视

当眼调节放松状态时，外界的平行光线（5m 以外）经眼的屈光系统后，恰好在视网膜黄斑中心凹聚集，这种屈光状态称为正视。正视眼的远点为无穷远。如不能在视网膜黄斑中心凹聚集，则不能产生清晰像，称为非正视或屈光不正，包括近视、远视和散光（图 3-3）。

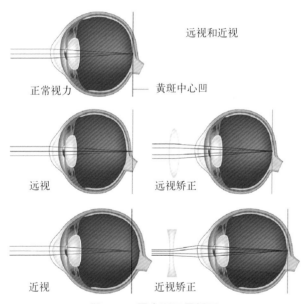

远视和近视

正常视力 ——｜—— 黄斑中心凹

远视　　　远视矫正

近视　　　近视矫正

图 3-3　屈光不正及矫正

人出生后，在视觉环境的刺激下，眼部各屈光成分（角膜曲率、眼轴、晶状体屈光力），互相协调发展，平行光线逐渐向中心凹聚焦，远视屈光度向零接近，最终发育成正视眼，此过程被称为"正视化"。

二、近视

在调节放松状态时，平行光线经眼球屈光系统后，聚焦在视网膜之前，这种屈光状态称为近视。近视眼的远点在眼前某一点。

近视的发生，受遗传和环境等多因素的综合影响，目前确切的发病机制仍在探索中。近视根据屈光成分分为：①屈光性近视。主要由于角膜或晶体曲率过大，眼的屈光率超出正常范围，而眼轴长度在正常范围。②轴性近视。眼轴长度超出正常范围，角膜和晶体曲率在正常范围。

近视根据屈光度可分为：①轻度近视≤ − 3.00D；②中度近视 − 3.25D ～ − 6.00D；③高度近视 ＞ − 6.00D。

近视根据眼部是否发生病理性变化可分为：①单纯性近视。近视度数一般在轻、中度，大部分患者的眼底无病理性变化，用适当的镜片即可将视力矫至正常。②病理性近视。此类通常为高度近视，除矫正视力差外，常伴有夜间视力差、飞蚊症、闪光感等症状。眼部组织还会发生一系列病理变化，如出现眼底病变或玻璃体变性。此外，在年龄较轻时就可能出现玻璃体液化、玻璃体后脱离等。与正常人相比，发生视网膜脱离、黄斑出血和新生血管的危险性要大得多。由于眼轴延长，眼球较突出，眼球后极部扩张形成后巩膜葡萄肿。

近视多发生在青少年时期，遗传因素有一定影响，但其发生和发展与户外时间较少、灯光照明不足、阅读姿势不当、近距离用眼较多等有密切关系。

【临床表现】

近视的临床表现是看远模糊，看近清晰。近视初期常有远距离视力波动，注视远处物体时眯眼，由于看近时不用或少用调节，所以集合功能相应减弱，易引起外隐斜或外斜视。

【并发症】

1. **玻璃体异常** 玻璃体是眼内屈光系统的主要组成部分，随着年龄增长，玻璃体逐渐液化，浓缩，易于发生玻璃体脱离。屈光不正患者发生玻璃体脱离概率高于正常视力者。

2. **视网膜脱离** 高度近视患者，更易发生视网膜脱离。初期，表现为眼前有漂浮物，闪电感、幕样遮挡等症状，随着视网膜脱离面积扩大，波及黄斑部则会出现视力进行性下降。

3. **青光眼** 其发病有多因素，多有家族史，环境因素也起到一定作用。青光眼包括原发性闭角型青光眼、开角型青光眼和继发性青光眼。

研究表明，近视患者发生青光眼的概率比正常视力者发生的概率高，尤其是开角型青光眼。初期表现为视野盲点，眼压逐渐升高，病程缓慢，常因青光眼症状不典型而被忽略。

【治疗】

目前常用的近视矫正方法分 3 种：框架眼镜矫正、角膜接触镜及手术矫正。轻度和中度近视可配以适度凹透镜片矫正视力。角膜接触镜分为软性角膜接触镜和硬性角膜接触镜。矫正近视的手术包括角膜磨镶术、放射状角膜切开术、准分子激光角膜切削术等，一般需要成年且度数稳定后进行。对于病理性近视则需要对眼底病变的具体情况进行相应的处理。

目前儿童青少年近视发病率增高，发病年龄降低。因此，从学龄前期需加强近视的预防，增加户外活动并减少近距离用眼工作。对于已经近视的儿童青少年，及早发现、干预并积极控制近视进展是预防近视并发症的关键。目前临床上控制近视进展的方法包括功能性框架镜片、OK 镜、低浓度阿托品等。但应注意各种治疗手段的适应证，并注意避免并发症。

【预防】

儿童青少年预防近视应保证至少 2 小时以上的户外活动，

坐姿端正。保证科学用眼，充足睡眠，合理饮食。

三、远视

远视是指眼在不使用调节时，平行光线通过眼的屈光系统曲折后，焦点落在视网膜之后的一种屈光状态，在看清远距离目标时需使用调节，以增加屈光力，而要看清近目标，则需使用更多的调节力，不能满足这种需求时，即可出现近视力甚至远视力障碍。

1. 轴性远视　远视中最常见的是轴性远视，即眼的前后轴比正视眼短些，是眼屈光异常中比较多见的一种。眼轴变短可以是生理性变化，也可见于病理情况，眼肿瘤或眼眶的炎性肿块可使眼球后极内陷并使之变平；再者，球后新生物和球壁组织水肿均可使视网膜的黄斑区向前移。

2. 曲率性远视　远视的另一原因为曲率性远视，是由于眼球屈光系统中任何屈光体的表面弯曲度较小所形成，称曲率性远视眼。角膜是易于发生这种变化的部位，可能是先天性的平角膜，亦可由外伤或角膜疾病所致。从光学的理论计算，角膜的弯曲半径每增加 1mm 可产生 6.00D 的远视，在这种曲率性远视眼中，只有很少的角膜能保持完全球形，几乎都合并有不同程度的散光。

【临床表现】

1. 视疲劳及视力障碍　远视常引起不同程度的视力降低和视疲劳。由于远视眼无论看远或视近都必须动用调节作用，故除远视度数小且年龄又轻者外，在看书写字或其他视近工作时，容易产生视觉疲劳，即视近用眼稍久，则视物模糊，眼球沉重，压迫感，酸胀感，眼球深部作痛，或有不同程度的头痛。眼部容易出现结膜充血和流泪。头痛部位多在额部或眶上部，有时引起肩胛部不适，偏头痛，甚或恶心、呕吐等。这些症状都是因动用调节作用引起的，故称为调节性视疲劳。

2. 调节和集合联动失调 远视患者注视远目标时，两眼视线必须平行，即不需要集合，但必须调节；当两眼注视近目标时，其所用调节也常大于集合，造成调节和集合联动关系的失调，轻者可成为内隐斜，重者便出现内斜视。

3. 弱视、内斜视 高度远视是儿童出现弱视的最常见的病因。有高度远视儿童在发育过程中由于调节力所限，看远看近都模糊，不能获得清晰物像而形成弱视。有的儿童会伴有内斜视。

4. 眼部变化 较高度数的远视可见眼前部和眼底变化。常见眼球比较小，外观眼球呈轻度凹陷状，前房浅，瞳孔较小，晶体相对较大，易于发生闭角型青光眼。远视视轴常在光轴的鼻侧，故外观呈假性外斜视状。

中度和高度远视，常有不同程度的眼底变化，较常见的是假性视盘炎，少数重者可呈假性视盘水肿。

【治疗】

儿童远视，但是如果视力正常又无自觉症状，不需处理；如果有视力疲劳或视力受影响，应佩戴合适的凸透镜矫正远视。程度较高的，尤其是伴有内斜视的儿童，应及早散瞳验光配镜，配镜处方要从检影结果中减去生理性远视，以适应睫状肌的张力。随着眼球的发育，儿童的远视程度有所减轻的趋势，因此每半年还需检查一次，以便随时调整所戴眼镜的度数，防止过矫。远视配镜过程中需要充分考虑眼位影响。若有内斜或者内隐斜，远视要全矫正。若有外斜或者外隐斜，要低矫正。

四、散光

散光与角膜的弧度有关。平行光线进入眼内后，由于眼球在不同子午线上屈光力不等，不能聚集于一点（焦点），也就不能形成清晰的物像，称为散光（图 3-4）。散光眼借助调节作用或移动目标到眼之间的距离，都不能形成清晰的像，只有配戴合适的柱镜，才能在视网膜上形成清晰的像。按表现形式，可将散光分为规则散光和不规则散光，前者可以用框架镜片矫正，后者无法用框架镜片矫正。

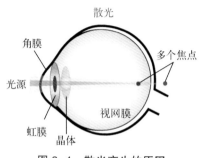

图 3-4　散光产生的原因

1. 规则散光　是由于角膜或晶体的两个主要经线的弯曲度（即屈光力）不同所造成。这两个主要经线互相垂直，其中一个弯曲度最大，屈光力最强；另一个弯曲度最小、屈光力最弱，其他经线的屈光力则自最大屈光力经线向最小屈光力经线顺序递减。因此，平行光线通过规则散光的屈光系统屈折后，不能形成焦点，而是在两个互相垂直的经线上形成前后两条焦线。规则散光又可分为如下几种。

（1）单纯性散光：一条主经线为正视，另一条主经线为远视（单纯远视散光）或近视（单纯近视散光）。

（2）复性散光：两条主经线的屈光力不同，且都是远视性的或近视性的。

（3）混合性散光：一条主经线为远视，另一条主经线为近视。

2. 不规则散光　在同一条子午线上，或在同一条子午线的不同部位，屈光力量表现不同者，称为不规则散光。不规则散光主要由于角膜屈光面凹凸不平所致，如角膜溃疡、瘢痕、圆锥角膜、翼状胬肉等。

【临床表现】

1. 视力下降　与散光的程度和类型密切相关。有轻度散光的人视力通常正常，中、高度散光则远、近视力均不好。单纯散光视力轻度减退，复性散光和混合性散光视力减退明显，若矫正不良可形成弱视。高度散光是儿童青少年发生弱视最常见的原因之一。

2. 视疲劳　对于视网膜上的模糊图像需要不断进行精细调节，加上视物发生扭曲。故散光眼，特别是远视散光眼患者，容易发生视力疲劳。表现为眼痛、流泪、头痛，尤以前额部明显，视物重影，近距离工作不能持久。

3. 代偿头位和眯眼视物　双眼有高度不对称散光者，为了看得更清楚，往往采取倾斜头位，散光矫正后可以恢复。患者有时为了得到较大的视网膜像，常像近视眼患者一样把物体拿到近处。高度散光者，无论是看远处还是近处目标时都常常眯眼，达到针孔和裂隙作用，以提高视力。

【治疗】

光学矫正是儿童散光常用的矫正方法。可分为框架眼镜矫正和角膜接触镜矫正。

轻度散光，若没有临床症状不必矫正，若有视力下降或出现视疲劳和视觉干扰症状者，应配戴矫正眼镜。儿童，尤其是学龄前儿童，一定要充分矫正散光，预防形成弱视。配戴前应经过检影验光，青少年儿童则应散瞳验光，还可结合角膜曲率计或角膜地形图的测量，以了解真正的散光性质和程度，再结合主观试镜，才可确定配镜处方。高度散光不能适应框架眼镜者可选择角膜接触镜矫正。

用框架镜片不易矫正的不规则散光，可配用角膜接触镜矫正，提高患儿视力，以防形成弱视。

五、屈光参差

两眼的屈光状态不相一致者，称为屈光参差。一般来说，人的两眼屈光状态普遍存在轻度的差异，完全一致者很少见。屈光参差有多种类型。可表现为两眼屈光性质的不同，或两眼屈光性质相同而屈光度的不同。临床上把屈光参差分为生理性和病理性，两者的划分是以全国儿童弱视斜视防治学组（1985）提出的统一试行诊断标准，即两眼屈光度相差为球镜 ≥ 1.50D，柱镜 ≥ 1.00D 者为病理性屈光参差。其危害一是损害双眼单视功能；二是导致单眼弱视及外斜视。

引起屈光参差的原因有以下几种：

1. 两眼远视消退的程度不同。

2. 近视加深，而且双眼不平衡。

3. 由外伤、手术和眼病引起的屈光参差，如角膜手术、先天白内障等。

4. 有某种先天性疾病引起的屈光参差，如 Duane 眼球后腿综合征，患眼的眼轴较对侧短而导致屈光参差。

【临床表现】

1. 双眼单视障碍　轻度屈光参差一般不影响双眼单视，但屈光参差超过一定程度后，则引起一眼可看清目标，另一眼视物模糊，而失去双眼融像能力，只能用好眼注视目标，称为单视眼。视力较差的眼因长时间失用容易形成弱视、斜视。

2. 交替视力　当双眼视力比较好时，才会出现如一眼正视或轻度远视而另一眼为近视。这样的患者，在看远时习惯性地用正视或轻度远视的眼，看近时使用近视的眼，即为交替视力。患者很少使用调节，视疲劳较少见。

3. 单眼视力　两眼视物时，不论看远或看近，多用视力较好的那只眼，视力不好的眼被抑制，而失用。这种情况多出现在高度屈光参差时，所以应尽早治疗及适当的矫正。

【治疗】

1. 矫正方法

（1）框架眼镜：治疗屈光参差最简单的方法是配戴框架眼镜，儿童有较大的适应性和可塑性，对框架眼镜能较好地接受，可以在试镜时根据需要处方。对 6.00D 以下的屈光参差应积极行全矫或尽量接近全矫，而不应受不超过 2.50D 的原则所束缚。

（2）配镜矫正的原则：① 12 岁以下儿童，应尽早矫正其全部屈光不正，巩固其双眼视力，防止斜视和弱视的出现和发展。②有交替视力并伴有视疲劳的青年人可予以全部矫正。③应同时进行周密的眼肌平衡检查，凡有隐斜后肌力不平衡者均应酌情给予治疗。④角膜接触镜矫正效果优于框架眼镜，如果条件允许可选择角膜接触镜。

2. 遮盖疗法与药物治疗

屈光参差性弱视不只是戴眼镜矫正，还有遮盖治疗、阿托品压抑疗法等。遮盖治疗屈光参差性弱视的原理是通过遮盖健眼或较好眼以减缓或消除对弱视眼的抑制作用，增加弱视眼的使用机会，从而提高弱视眼的视力。

3. 角膜接触镜

目前矫正儿童双眼屈光参差方法包括框架眼镜、RGP、屈光手术等，用角膜接触镜矫正屈光参差的效果最为明显。由于接触镜戴在角膜表面，因此其物像大小接近于正视眼，并且在眼球转动时不产生棱镜效应，所以能矫正中高度的屈光参差。有研究发现，配戴高透氧硬性角膜接触镜（RGP）者在立体视功能发育的时间和程度上均优于传统的框架眼镜矫正者。

六、生理性远视

生理性远视是相对于病理性远视的概念，是指学龄前儿童的眼，由于生长发育的原因，眼轴并未达到成人水平，眼的前后轴较短。

新生儿的双眼前后极较短，大都处于远视状态，随着生长发育才逐渐趋于正常。这中间的主要原因是由于眼球的前后直径随生长发育而相应延长，出现视力伴随年龄增长逐渐趋于正常，称为正视化。而眼球前后直径是影响视力的主要原因，太长造成近视，过短产生远视。

生理性远视是眼球发育的一个伴随症状，与年龄和生长发育有密切的关系。在生长发育中有一定的生理远视，是眼发育的正常过程，它的正常值为：3—4岁远视200度以内，4—5岁远视150度以内，6—8岁远视100以内。超过正常范围的，则为异常的或病理性远视。不同年龄段大致屈光度如表3-1。

表3-1　不同年龄段大致屈光度

年龄	生理屈光度（D）
4—5岁	+2.10 ～ +2.20
6—7岁	+1.75 ～ +2.00
8岁	+1.50
9岁	+1.25
10岁	+1.00
11岁	+0.75
12岁	+0.50

第三节　屈光检查

对于任何视力减退的患儿，均应在排除屈光不正的基础上，才能确定其视力障碍的性质。任何视力正常而主诉眼疲劳的患儿，也应该排除是屈光不正之后才能确定眼疲劳的原因。正确的屈光检查对视功能不良的原因的判断及最终做出正确的临床诊断，具有重要的意义，也是判断眼病治疗效果和预后效果的重要标准。同时准确的屈光检查结果也为屈光矫正提供了必要的依据。此外，屈光不正的患儿，其眼病治疗后的视力是否有所提高，也必须以治疗前后的矫正视力为基础进行比较分析。

一、屈光检查方法

屈光检查有两种方法，即客观验光法及主观验光法。客观验光法不凭被检者的感受，只凭检查者熟练的检影技术来决定被检眼的屈光状态。客观检影后，当瞳孔恢复正常以后，再进行主观试镜。主观验光法，只凭被检者主观的感受，需要有被检者的密切合作，小瞳孔下检查，因为有调节因素的影响，所得结果不一定准确，必要时需要散瞳验光。儿童、青少年因其调节能力较强，应当做散瞳验光。

1. 客观验光法

（1）直接检眼镜检查法。

（2）检影镜检查法。

（3）带状光检影法。

（4）角膜计。

（5）自动验光仪等。

2. 主观检查法

（1）根据视力检查初步分析判断屈光性质法。

（2）插片验光法。

（3）交叉柱镜及散光矫正器验光法。

（4）云雾法。

（5）散光表验光法。

（6）针孔片及裂隙片检查法。

（7）激光散斑图法。

二、散瞳验光

散瞳验光的实质是放松眼肌长时间的过度紧张而产生的疲劳，从而得到眼真正的屈光状态。散瞳验光是应用药物使眼的睫状肌完全麻痹，失去调节作用的情况下进行验光。

青少年近视主要是因长时间、近距离，不当用眼所造成。尤其在看书、写字时距离很近，眼球的调节作用就加强，久而久之，引起眼胀痛，视力减退，即所谓的调节痉挛，如果在验光时不散瞳，睫状肌的调节作用可使晶体变凸，屈光力增加，导致近视度数加深，验光度数的误差就会很大。因此，青少年患近视，在配镜的时候散瞳验光就很必要。

散瞳验光能够避免青少年睫状肌调节过强，或由于调节痉挛而产生的假性近视，同时对假性近视也起到了治疗作用。对年龄小的孩子因验光不能很好配合，散大瞳孔后检影可掌握一个可靠的客观指标，使验光所得的近视度数更加准确。部分孩子眼底及屈光介质检查均正常，而视力较差，需要用验光的手段来排除有无屈光不正的问题。对比较复杂的屈光不正，如高度远视、高度近视、高度散光等更需要散瞳验光。对小瞳孔验光后视力矫正不好或屈光间质有混浊的患者应该进行散瞳验光。

1. 适应人群

（1）12 岁以下的儿童，由于调节作用很强，如果不散瞳，验光度数的误差会很大。

（2）某些诊断性验光，眼底及屈光介质检查均正常，而视力较差，需要用验光的手段来排除有无屈光不正的问题时，需散瞳验光。

（3）对比较复杂的屈光不正，如较高度远视、高度近视、高度散光等，需进行散瞳验光。

（4）高度远视，调节力比较强，需要散瞳验光。

（5）青少年视力减退或视力不稳定（测视力时一会儿清楚，一会儿不清楚），怀疑为假性近视时，应当散瞳验光，加以排除。

2. 禁忌人群

（1）怀疑为青光眼患者，检查发现前房浅、眼压偏高或在正常值的高限。应当详细询问病史，明确后再行验光。

（2）严重的瞳孔后粘连或前粘连，应用散瞳药后瞳孔也不能正常散大，也没有必要散瞳验光。

（3）极少数患儿散瞳后如出现明显的颜面潮红、口渴、发热、头痛、恶心、呕吐、便秘、幻视、痉挛、兴奋、眼睑水肿等症状考虑为阿托品不良反应，应立即停药或咨询眼科医师。

第四节　屈光不正矫治

治疗屈光不正的目标是通过矫正镜片，包括框架眼镜和角膜接触镜，或屈光手术，使光线聚焦在视网膜上，从而改善视力。

一、框架眼镜

框架眼镜的镜片主要为球镜、柱镜，适用人群见表3-2。

表3-2　框架眼镜适用人群

类型	适用人群
球镜	正球镜—单纯远视；负球镜—单纯近视
柱镜	散光

二、角膜接触镜

角膜接触镜亦称为隐形眼镜，矫正原理与框架眼镜基本相同，不同之处为接触镜，与角膜直接接触，使得镜片后表面和角膜顶点距离缩短，减少了框架眼镜所致的像放大率问题。硬性角膜接触镜也可以矫正不规则散光等。但由于镜片与角膜、结膜、泪膜等直接接触，容易影响眼表正常生理。

目前角膜接触镜根据镜片质地分为软性接触镜和硬性接触

镜。前者佩戴舒适、验配简单，但佩戴不当易引起结膜炎、角膜炎等并发症。后者透氧性强，护理方便，并发症少，但验配复杂，佩戴舒适度欠佳。

角膜塑形镜是一种硬性透氧性接触镜中的特殊镜片，通过机械压迫、镜片移动的按摩作用及泪液的液压作用，使角膜上皮重塑中央部形成凹面，从而暂时降低近视度数，控制近视进展，一旦停止佩戴，屈光度数还会完全恢复。

三、手术治疗

屈光手术是以手术的方法改变眼的屈光状态，包括角膜屈光手术、眼内屈光手术和后巩膜加固术。

后巩膜加固术又称巩膜后部兜袋术或后巩膜加强术，是应用异体或自体的生物材料或人工合成材料加固眼球后极部巩膜，以期阻止或缓解近视进展的一种手术，临床可用于近视度数在 $-8 \sim -10D$ 且每年进展的近视患者。对青光眼、既往有视网膜脱落史、眼部慢性炎症史的患者，一般不宜选择该手术。

屈光不正一般无法自愈，多通过佩戴眼镜进行矫正。儿童青少年尤其应注意屈光不正的矫正。远视及散光引起弱视的患者应尽早矫正，便于弱视治疗。近视患者可以通过框架眼镜、角膜塑形镜等多种方式，积极控制近视进展，避免出现高度近视或眼部并发症。

第五节　角膜塑形术

由于课业负担重、电子产品泛滥等因素，青少年人群近视发病早、进展快已经是我国一个重要的社会问题。对于近视进展比较快的青少年，如果不及时进行控制进展速度，很容易发展为高度近视。高度近视一旦发生，会增加很多眼底并发症，如视网膜萎缩、视网膜裂孔、视网膜脱离、黄斑劈裂等严重的眼底并发症，有很多并发症会造成视力永久性损伤。近视一旦发生就不可逆转，因此目前来说医师在临床上可做的就是延缓近视的快速进展，延缓轻中度近视发展成高度近视，减少严重并发症发生的比例（图3-5）。

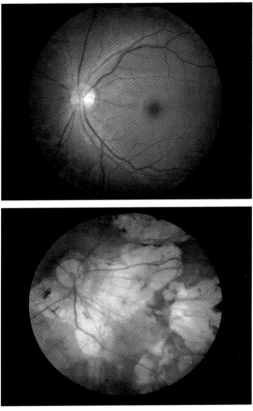

图3-5　正常眼底和高度近视眼底

　　角膜塑形术，是通过配戴特殊设计的硬性透气性角膜接触镜，逐步使角膜弧度变平，从而暂时降低近视度数，提高裸眼视力的一种可逆性非手术的物理治疗方式。配戴角膜塑形镜是目前最为有效的一种控制近视快速进展的方案，学术上控制近视的机制主要是通过暂时性改变角膜的形状产生周边视网膜近视离焦的作用：①使中央角膜变平，得以在中央视网膜上获得清晰的视力，达到第 2 天不用配戴眼镜的效果；②使得周边角膜变凸，这样通过周边视网膜的光线可以在视网膜前成像，形成一种近视性离焦的作用，这样可以缓解眼轴的增长、减缓近视的发展（图 3-6）。

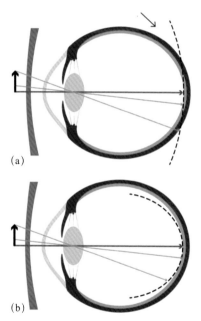

图 3-6　普通镜片诱发周边远视离焦（a）；OK 镜去除周边远视离焦（b）

一、角膜塑形镜的设计

角膜塑形镜是一种根据每位患者角膜形态和屈光状态而设计的特殊硬性角膜接触镜。角膜塑形镜是一种特殊的 RGP 镜片。普通的 RGP 镜片用于矫正视力，而塑形镜用于"矫形"，即通过改变角膜形态来提高视力。"矫正"型的 RGP 镜片，其内表面与角膜的表面相平行，互相吻合，通过改变镜片的外表面来调节镜片光度。而"矫形"用的塑形镜则相反。其外表面较简单，内表面相对复杂。塑形镜的内表面不再与角膜平行或吻合，而是在镜片角膜之间制造一些间隙，利用泪液的作用达到"矫形"效果。

现代角膜塑形镜采用四区设计。①基弧区，又称中央光学区或治疗区；②反转弧区；③定位弧区，又称配适弧区；④周边弧区（图 3-7）。

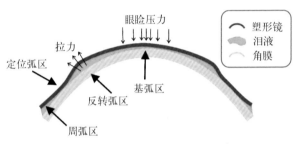

图 3-7 角膜塑形镜反几何设计

二、角膜塑形镜的适应证和验配程序

1. 佩戴角膜塑形镜的适应证

（1）近视患者需要提高裸眼视力，不能接受框架或隐形眼镜矫正和手术治疗者。

（2）青少年近视度数发展较快者（年龄＞8 岁，有一定的自理能力，儿童需要家长监护）。

（3）近视度数≤－6.00D，散光度数不能过大。

（4）角膜曲率范围 41～46D，过大过小均会矫正困难。

（5）眼部及全身无其他疾病。

（6）能够理解角膜塑形镜的作用机制及潜在的问题和矫治

的局限性。

（7）动机明确，并有非常好的依从性，有良好的卫生习惯，能按医嘱定期复诊。

（8）有一定的经济基础，能承担治疗期间的费用。

2. 配戴角膜塑形镜的禁忌证

（1）对角膜塑形治疗的认识上存在误区，期望值过高或不切实际地认为该方法能将近视治愈。

（2）屈光不正＞－6.00D 者，散光过高者不适合夜戴。

（3）有明显的眼内散光，矫正屈光不正度数中球镜度数和柱镜度数的比＜2 的患者。

（4）瞳孔较大，特别是夜间瞳孔较大者。

（5）眼部疾患，如上皮细胞病变、内皮细胞病变、圆锥角膜、复发性上皮细胞点染、角膜知觉减退和严重干眼及感染、炎症性疾病，眼睑闭合不全，麻痹性斜视，眼球震颤，晶体混浊和急慢性青光眼，眼部任何活动期急性炎症，慢性葡萄膜炎，慢性泪囊炎等。

（6）全身禁忌证，如严重的糖尿病，类风湿关节炎等免疫性疾病和精神病患者等。

（7）个体条件相对禁忌证，如个人卫生相对不良、依从性差不能按时复查者。

（8）对护理产品中成分过敏者。

3. 角膜塑形镜验配程序　在验配角膜塑形镜之前，必须详细客观介绍角膜塑形镜的原理和治疗作用，特别要强调角膜塑形镜降低近视是一个可逆、暂时性的过程，摘镜后角膜将逐渐恢复原状。强调配戴者及其家属要有良好的依从性，严格按医嘱执行使用规程，与医师密切配合。同时要提及角膜塑形镜每年大约的医疗费用，以便配戴者家庭有一定的经济能力，保证日常的护理、定期眼部和镜片检查，并保证能及时更换镜片。

（1）验配前检查

①裸眼视力和矫正视力（包括远、近视力）。

②屈光检测，包括主观和客观检影验光，儿童需睫状肌麻痹验光。

③角膜曲率检测，采用计算机自动曲率仪或者手动角膜曲率仪测定配戴者双眼两个主子午线角膜中心曲率。若为平角膜，角膜塑形的空间有限，近视度数较高时，不能获得理想的矫正。

④角膜地形图检测，采用角膜地形图仪测定配戴者双眼角膜的几何形态，分析配戴眼的角膜散光和角膜 e 值。若角膜散光度过大或周边区曲率不均衡，可影响镜片的中心定位和附着力。

⑤角膜直径检测，采用裂隙灯显微镜的刻度，目镜测定角膜的直径。原则上镜片的直径应比角膜的直径小 1～1.5mm。

⑥角膜厚度检测，采用 A 型超声波或其他光学仪器测量测定配戴者双眼的角膜厚度。

⑦角膜内皮检查，采用非接触式角膜内皮细胞显微镜，拍摄并获得细胞密度、平均细胞面积、变异系数和六角形细胞比率的参数，与同年龄组正常参数进行对照，并作为戴镜前的基础数据，以观察戴镜对角膜内皮细胞的影响。

⑧眼轴长检测，采用 A 型超声波或其他光学仪器测量配戴者双眼轴长。若配戴眼近视屈光度不高，但眼轴长明显增长，提示角膜塑形的效果不良。

⑨眼压检测，采用非接触眼压计测量配戴者双眼眼压。中国人的眼压均值为 11～21mmHg，由眼压决定的球壁硬度构成角膜塑形的后模量，影响镜片的塑形效率。眼压偏低，后模量太小，则塑形效果慢而欠量，通常眼压 < 12mmHg，则须慎择试戴。眼压偏高，后模量太大，则塑形效果快而足量，但弹

复也快，效果不能持久。眼压高于正常值者可能为青光眼，禁忌配戴角膜塑形镜。

⑩眼部常规检查，采用裂隙灯显微镜检查配戴者双眼外观、眼睑、泪器、睑结膜、球结膜、角膜、前房、房水、虹膜、瞳孔和晶体。

⑪ 眼底检查，采用检眼镜检查配戴者双眼眼底，排除严重的视网膜及视神经病变。

⑫ 泪液膜分析，用 Schirmer 试纸或酚红染色棉丝测定泪液分泌量、存储量，检测泪液膜破裂时间（BUT，泪液膜稳定性检查），利用泪膜镜检查评价泪液膜表面性状。若泪液膜稀薄或量少可影响镜片的稳定附着。若泪液量明显减少，一般不适宜配戴角膜塑形镜，并需要进一步详查。

（2）角膜塑形镜验配（试戴片法）

①主要依据：是角膜地形图，通过其高度图选择合适的镜片设计。由于角膜塑形镜是逆几何设计，其有定位作用的区域是中心 4mm 以外的定位弧。通常当两条主子午线在 4mm 处的平均高度差＞30μm 以上时要考虑散光矫正（Toric）设计的镜片，并根据高度差的大小选择不同的散光量。如患者角膜直径较大，e 值较小或眼睑的力对镜片干扰较大时亦应选择 Toric 设计的镜片。

②根据 e 值来确定 AC 弧：e 值是指弧面中心顶点到边缘曲率变化的速率，也称弧面偏心率。因为角膜是椭圆形的，所以 0 ＜ e 值＜ 1。如果 e 值为 0，则说明角膜中央到周边的曲率无差异，即角膜形态类似球形；e 值越大，说明角膜中央 4mm 以外的曲率越平。

③预期降度：在塑形镜佩戴后第 2 天，由于角膜自身的弹性作用，可能会导致裸眼视力的下降，所以一般验配时要在患者自身屈光不正度数基础上过矫 +1D ～ +1.5D 为验配处方，以维持摘镜后裸眼视力。

④配适状态评估（图3-8）

● 静态、动态评估相结合：裂隙灯下注意观察角膜染色后的镜片活动度，正常应看到中央 BC 区为规则的圆形暗区，其外是宽度较均匀的绿色环形区为 RC 区，再向外是均匀的环形暗区 AC 区，最外面是绿色环形区 PC 区。

● 片上光：在戴角膜塑形镜时进行验光，其目的是检验试戴片情况，追加球镜度数达到最佳视力。

● 角膜地形图：摘掉角膜塑形镜后检查，此时的切向图来判读此镜片的定位情况（图3-9）。

● 模拟睡眠：建议进行 20 ～ 30 分钟闭眼模拟睡眠评估，再次评估佩戴镜片之后的角膜情况。

● 根据所选参数、品牌来书写角膜塑形镜的订单。

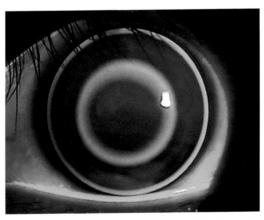

图 3-8 角膜荧光素染色评估 OK 镜配适状态良好

三、角膜塑形镜的规范护理及培训

在为患者进行完角膜塑形镜的验配之后，规范护理及培训也是保证角膜塑形镜佩戴安全重要的环节。

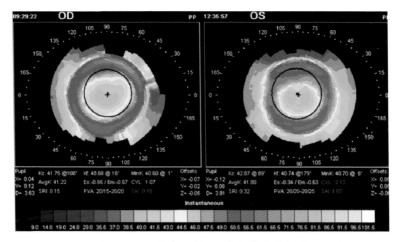

图 3-9　角膜地形图显示良好的角膜塑形

1. 验配及使用指导

（1）戴镜时间：夜间佩戴时间 > 6 小时但 < 12 小时。

（2）使用寿命：镜片最佳使用寿命为 1 年至 1 年半。需根据复查情况，在医师指导下及时更换镜片。

（3）患者指导：验配人员要对患者或其家长进行宣教，提高患者的依从性，尽量确保患者遵医嘱按时规律复查，叮嘱如有异常反应时及时就诊并积极应对。

（4）护理指导：角膜塑形镜是特殊镜片，比其他接触镜需要更多个性化的设计和适配，为避免并发症，需要更严格的随访时间表来调整及监控。由于镜片需要通宵佩戴，要定期随访，小心护理，对确保角膜健康来说至关重要。镜片的保养和清洁并不困难，但必须遵守规定的镜片护理程序，保持角膜透明并最大限度地减少并发症。

2. 角膜塑形镜规范护理流程

（1）注意手卫生：摘戴前先洗手，保持指甲短且光滑，防止划伤镜片及细菌隐藏指甲内。

（2）观察眼：如发现眼红、分泌物增多，有异物感、刺痛、畏光、流泪、眨眼频率增多等情况均应暂时停戴并及时就诊。

（3）观察镜片有无破损及沉淀物：若镜片已破损，则一定不要勉强佩戴；若镜片有沉淀物，勿戴镜，到医院处理清洁后再戴。

（4）镜片护理：①滴上护理液后充分的揉搓和冲洗，注意动作轻柔，避免损坏镜片。②分清左右，将其放入相应镜盒中，用新鲜的护理液浸泡。③每周用蛋白酶液护理镜片。

（5）镜盒护理：每周用清洁的软布洁净盒的内外面，清洁剂清洗完后请用温开水反复冲洗洁镜盒，清洗完毕后自然晾干。

（6）吸棒护理：每周用清洁剂清洗吸棒的表面，特别清洗吸盘的凹面。清洁剂清洗完后请用温开水反复冲洗吸棒。放在干净的镜盒中自然晾干。建议患者尽量学会用手来进行镜片的摘戴，尽量减少应用胶棒摘戴。

3. 规范角膜塑形镜佩戴及护理注意事项

（1）镜片戴在眼内时建议滴用无防腐剂润滑液。

（2）使用有效期内配套的硬镜护理产品。

（3）硬性角膜接触镜片会在受到碰撞和用力挤压下发生碎裂，夜间戴镜时避免外物接触眼。如发生镜片损坏或丢失后，应及时与验配医师联系。

（4）禁用自来水、矿泉水及软性护理液保养镜片。禁用乙醇等代用品消毒镜片。

（5）镜片、镜盒、吸棒，须保存于干燥环境内，不可放在卫生间等潮湿的环境中。

（6）在摘戴镜前后，养成自己检查双眼的习惯，有任何不适都须及时停戴到院就诊。初次戴镜者，应在配镜后1天、1周、1个月、3个月和以后每3个月年定期到医院进行复查，期间如有任何不适应及时来院复查。

（7）在佩戴早期，如果发生角膜轻度点染，需判定发生角膜点染的原因。对于镜片配适状态良好，轻度点染的患者并不一定要求停戴，如果连续随诊存在持续性中央角膜染色，则建议进行角膜塑形镜适配状态评估，判断点染原因，如果是镜片配适问题造成角膜损伤须及时调整镜片。

（吕会斌）

第 4 章

角 结 膜 病

第一节 感染性结膜炎

细菌和病毒感染是儿童感染性结膜炎的最常见原因。感染性结膜炎的症状通常包括异物感、烧灼感和刺痛；体征包括结膜充血水肿、眼局部分泌物增多和眼睑水肿。症状和体征可累及单眼或双眼同时出现。特征性的分泌物有助于明确诊断，可能出现浆液性、黏液性或化脓性的分泌物。脓性分泌物常表明对细菌感染的多形核反应，黏液性分泌物表明病毒或衣原体感染，浆液性或水样分泌物则表明有病毒感染或过敏反应。细菌性感染多表现为黄绿色分泌物，过敏性结膜炎多为晨起少量白色分泌物。严重的感染性结膜炎还可能会形成假膜。结膜充血是常见体征，但是睑缘炎、巩膜炎、虹膜炎、外伤、异物、药物反应、过敏和中毒等都可能导致儿童结膜充血，需要临床上予以鉴别。

一、新生儿眼炎

新生儿眼炎通常指发生在出生 1 个月以内的新生儿结膜炎。该结膜炎一般由细菌、病毒或化学成分引起。目前广谱抗生素的应用使得这种结膜炎的发病率较低，但是就世界范围来说，新生儿眼炎仍是新生儿眼部感染的一个重要原因。

1.病因　新生儿眼炎在性传播疾病发病率高和医疗保健较差的地区发病率更高。常由于母亲罹患多种性传播疾病，在分娩时引起，故患有新生儿眼炎的婴儿应重视筛查是否有相关因素。必要时联系当地妇幼保健或公共卫生部门以评估和治疗其他发生性传播疾病的孕产妇接触者。

病原体通常在婴儿通过产道时直接接触感染婴儿，尤其在胎膜破裂时间过长的时候更易发生，即使剖宫产婴儿也可能被感染。

2.临床表现和眼科体征　由淋病奈瑟球菌引起的新生儿眼炎通常出现在出生后的 3～4 天。患儿可能出现轻度结膜充血和眼部分泌物。病情严重时会出现明显的结膜水肿伴大量脓性分泌物，并可能会导致角膜溃疡和穿孔，甚至导致全身感染引起败血症、脑膜炎和关节炎。

3.辅助检查　结膜囊分泌物进行眼拭子革兰染色显示革兰阴性细胞内双球菌，可以推定诊断为淋病奈瑟菌感染；应尽快治疗。确诊需要基于结膜分泌物的培养。

4.治疗　新生儿淋球菌眼炎的治疗包括全身性头孢曲松应用和生理盐水局部冲洗。同时使用广谱抗生素眼液局部治疗。

二、病毒性结膜炎

病毒性结膜炎常由腺病毒引起。腺病毒是一种 DNA 病毒，可引起上呼吸道感染和胃肠炎等一系列疾病，其引起的眼部疾病主要有流行性角结膜炎（血清型 8、19 和 37，D 亚组）、咽结膜热（血清型 3 和 7）、急性出血性结膜炎（血清型 11 和 21 型）、急性结膜炎（血清型 1、2、3、4、7 和 10）。在对患儿检查时需注意采取接触预防保护措施。很多腺病毒性结膜炎的暴发可能与新生儿重症监护病房进行早产儿眼底筛查相关。

三、流行性角结膜炎（EKC）

1. **病因**　流行性角结膜炎是一种具有高度传染性的结膜炎，往往在流行性暴发时发生。

2. **临床症状和眼科体征**　可能继发于"上呼吸道感染"后5～7天发生。双眼可先后受累。这种感染常急性发病，多为单侧发病，并伴有耳前淋巴结增大。流行性角结膜炎最初的症状是眼异物感和眶周疼痛。结膜高度充血、水肿，睑结膜大量滤泡，尤以下睑结膜最显著；可伴伪膜形成（图4-1）、结膜下出血等。1～2周后炎症逐渐减轻，少数患者角膜上皮下可出现散在浸润。

3. **辅助检查**　诊断通常基于临床表现，对分泌物快速免疫检测可以确诊。

4. **治疗**　目前无特效药物。应用人工泪液频点冲洗和局部冷敷能缓解不适症状。出现假膜时可用棉签轻轻去除。伴角膜浸润时可局部加用低浓度激素，根据病情变化逐渐减量。早期使用激素类药物，及时清理假膜有助于缩短病程和减少睑球粘连等并发症的发生。患儿在发病2周内都具有传染性，且此类患儿多为新生儿，家长需要格外注意清洁卫生，避免交叉感染。

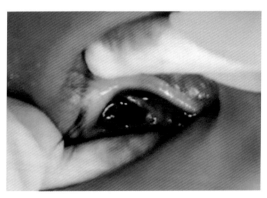

图 4-1　清理形成的白色假膜

四、急性卡他性结膜炎

1. 病因　常见致病菌多为金黄色葡萄球菌、表皮葡萄球菌、肺炎葡萄球菌等。儿童患者中嗜血杆菌多见。多通过接触传播或飞沫传播。

2. 临床表现和眼部体征　通常起病较急，患儿眼红、眼痛、异物感、烧灼感，伴脓性分泌物增多；严重者可有畏光、流泪。晨起可能发生睑裂被分泌物粘在一起，或者伴眼睑肿胀，严重者可能发生点状角膜病变、角膜浸润或溃疡。

3. 辅助检查　可于发病时取结膜囊分泌物进行细菌培养进行鉴定和药敏，指导临床针对性治疗。

4. 治疗　早期一般选用广谱抗生素滴眼液（注意选择儿童用药）局部点眼治疗，待细菌培养鉴定和药敏结果确定后针对性选择致病菌敏感的药物治疗。早期可频点抗生素滴眼液，15分钟 1 次，连续 2 ～ 3 小时后改为 1 小时 1 次，持续 1 ～ 2 天后根据病情转归减量。合并角膜病变的患儿，按角膜炎治疗。

五、细菌性结膜炎

1. 病因　学龄儿童细菌性结膜炎的最常见原因是肺炎链球菌、嗜血杆菌、金黄色葡萄球菌和莫拉菌。广泛的免疫接种，嗜血杆菌引起感染逐渐降低，而耐甲氧西林金黄色葡萄球菌（MRSA）结膜炎的发病率逐渐增加。更严重的细菌性结膜炎往往伴有大量脓性分泌物，可能由淋病奈瑟菌和脑膜炎奈瑟菌引起（图 4-2）。该病依据临床表现诊断。

2. 临床表现和眼科体征　患儿自觉症状以眼部异物感、痒痛、流泪、畏光或烧灼感等症状为主，重要体征包括球结膜充血水肿，眼睑肿胀、乳头增生、分泌物增多等。

3. 辅助检查　轻度病例通常不需要分泌物培养来识别致病菌，但严重病例应在实验室进行致病菌培养。如果感染未经治疗，症状有一定自限性的，但可持续长达 2 周。

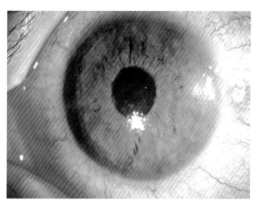

图 4-2　儿童细菌性结膜炎

4.治疗方法应用　广谱滴眼液或眼膏可以将疗程缩短至几天。通常有效的局部药物包括多黏菌素组合、氨基糖苷类、红霉素、杆菌肽、氟喹诺酮类和阿奇霉素。氟喹诺酮类药物价格较贵，并且可能会增加产生耐药微生物的风险，需要慎用。患有脑膜炎奈瑟菌结膜炎的患者和密接患者需要全身治疗，警惕继发脑膜炎。

六、沙眼

1.病因　沙眼常是由卫生条件差和卫生条件不足引起，并通过眼接触传播或通过苍蝇、污染物传播。我国目前沙眼发病率较低，在国外一些偏远贫穷地区常见。如不能得到及时有效治疗甚至会影响视力。

2.临床表现和眼部体征　临床表现包括急性化脓性结膜炎、滤泡反应、乳头肥大、角膜血管化及角膜和结膜的进行性瘢痕性改变。

3.辅助检查　通过吉姆萨染色、细胞培养或聚合酶链反应进行诊断。

4.治疗　包括局部和全身使用红霉素类药物。四环素可用于 8 岁及以上儿童。

七、过敏性结膜炎

1.病因　季节性过敏性结膜炎是儿童眼病中一种常见的临床疾病，容易发生在春季和秋季，由与特定空气传播的过敏原（如来自草、花、杂草和树木的花粉）的环境接触引发（图 4-3）。

2.临床表现和眼部体征　常年性过敏性结膜炎的体征、症状和表现与季节性过敏性结膜炎相似。常年性过敏性结膜炎是一种 I 型超敏反应，发生在接触家庭过敏原后，如尘螨和家养宠物的皮屑。这种情况是根据病史和临床表现诊断出来的。患者通常表现为眼发红和流泪，结膜呈沼泽状，眼痒。下眼睑的蓝灰色至紫色变色，可继发于过敏性鼻炎。

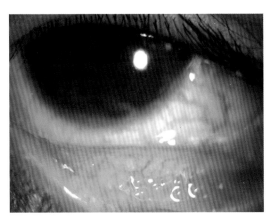

图 4-3　儿童过敏性结膜炎

3.治疗　所有眼部过敏性疾病的治疗与其他过敏相关疾病的治疗相似。最有效的治疗是避免接触过敏原。药物治疗可以是全身的或局部的。尽管口服抗组胺药在缓解特定眼部症状方面效果较差，但儿童通常对它们的耐受性更好，因为他们大多不配合使用滴眼液。局部用药包括肥大细胞稳定药、H_1 受体拮抗药、抗组胺药、血管收缩药、皮质类固醇或这些药物联合使用。此外，在急性期冷敷可以快速缓解症状（图 4-4）。

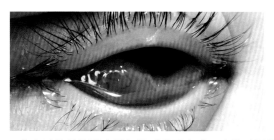

图 4-4　儿童过敏性结膜炎引起的球结膜水肿，冷敷后很快缓解

H_1 受体拮抗药可根据需要使用，但肥大细胞稳定药必须使用几天才能见效。此外，肥大细胞稳定药应在整个过敏季节持续使用，以最大限度地发挥其效力。局部皮质类固醇滴剂可以有效减轻严重的过敏性眼部症状，但必须密切监测患儿的不良反应，长期使用时注意眼压升高、青光眼和白内障，且需注意停药后反弹。

八、巨乳头性结膜炎

1. 病因　多见于长期佩戴角膜接触镜，如硬性透气性角膜接触镜（RGP），或义眼片，或结膜面存在线结、异物刺激等。

2. 临床症状和眼科体征　患儿可能出现眼红、痒、磨、异物感、黏液性分泌物增多等不适。检查发现患眼结膜充血，睑结膜面尤其上睑结膜乳头增生，部分可发生 > 0.3mm 的结膜乳头，甚至 > 1mm 的巨乳头（图 4-5）。

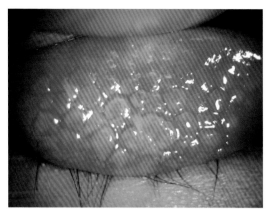

图 4-5 巨乳头性结膜炎

3. 治疗　减少或者停用角膜接触镜。去除结膜面的异物刺激因素。局部点眼治疗参考过敏性结膜炎。

九、春季角结膜炎（VKC）

1. 病因　春季角结膜炎是由 I 型和IV型超敏反应引起的。这种情况最常见于青少年男性，与季节性过敏性结膜炎一样，通常发生在春季和秋季。VKC 可表现为睑结膜型、角膜缘型和混合型。这两种类型都表现出严重的瘙痒。角膜缘型在非洲或亚洲患者中更为常见，并且在温暖的亚热带气候中更为普遍。

2. 临床症状及眼部体征　VKC 的眼睑体征多始于上睑结膜。早期眼睛可能会弥漫性充血水肿，可不伴分泌物，也可能会出现浓稠的、黏稠的、白色的分泌物。睑结膜型 VKC 典型的体征是上睑结膜乳头增生，乳头直径从 1 mm 到巨大乳头，或者呈铺路石样。角膜缘型 VKC 主要的体征是角膜缘处的结膜下浸润形成的结节，有时伴随有角膜血管翳形成，使角膜缘增厚而不透明，通常上缘最为明显（图 4-6）。出现散在的角膜缘结节呈灰色、果冻状、带有血管核心的隆起肿块。在隆起的病灶中可能出现充满嗜酸性粒细胞和上皮样细胞的白色中心。这种复合体称为 Honer-Trantas 结节。边缘结节的数量可能会增加并融合，且持续存在。角膜可能出现点状上皮糜烂，或者大片、融合的上皮缺损，通常在角膜的上半部分，称为盾状溃疡，引起畏光、流泪等强烈刺激症状（图 4-7）。溃疡是无菌的，临床上类似于角膜擦伤。

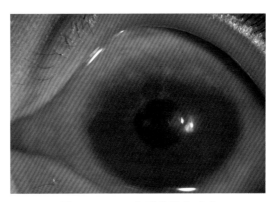

图 4-6　VKC 角膜缘结节形成

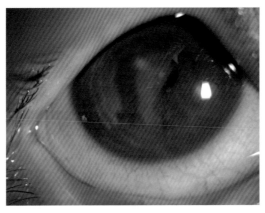

图 4-7　VKC 引起盾形溃疡治愈后形成角膜白斑

4. 治疗　VKC 容易反复，需要长期治疗。最初可以使用肥大细胞稳定剂和 H_1 受体拮抗药的滴眼液。此外，VKC 的治疗通常需要外用糖皮质激素或外用环孢素滴眼液。有报道称，皮质类固醇的上睑注射可用于难治性眼睑 VKC 患者，现在较少用于儿童。

十、木质结膜炎

1. 病因　木质结膜炎被认为是 I 型纤溶酶原严重缺乏引起的，可影响所有年龄段的人。

2. 临床表现和眼部症状　是一种罕见的双侧慢性疾病，其特征是睑结膜上有坚硬（"木质"）、淡黄色、纤维蛋白样的假膜。

3. 治疗　没有一种单一的治疗方法是始终有效的。可使用手术切除、羊膜移植、新鲜冷冻血浆和肝素。

十一、单纯疱疹病毒性角膜炎

1. 病因　新生儿原发疱疹感染少见，但危险性极大，除眼部、皮肤和口腔可能出现感染外，甚至可能出现中枢系统和多器官感染，有生命危险。儿童和青少年若近期接触过 HSV 患者，有可能出现原发性 HSV 感染。

2. 临床表现和眼科体征　可能伴随发热或类似流感症状。多单眼发病，患眼畏光、流泪、眼红、眼痛、视力下降、伴同侧眼睑皮肤疱疹（图 4-8）。

患侧眼睑或同侧皮肤可能出现簇集的以红斑为基底的小水疱，逐渐进展，最终结痂脱落。结膜充血，可出现急性滤泡性结膜炎。角膜上皮病变包括浅层点状角膜炎、树枝状角膜炎。树枝状角膜炎是荧光素染色呈现线状、树枝状病灶，在末端形成棒状或球状膨隆。

3. 辅助检查　角膜荧光素染色检查有利于发现浅层点状角膜病变和分辨树枝和假树枝（图 4-9）。角膜共聚焦显微镜检查有利于除外真菌性角膜溃疡。角膜知觉仪检测知觉减退。

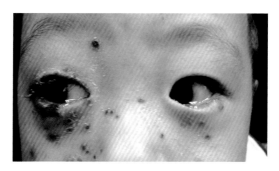

图 4-8　单纯疱疹病毒感染引起的睑皮炎

4. 治疗　对于合并眼睑皮肤病变的，局部需要使用抗病毒眼膏，并定期进行皮肤的清洁护理。眼部可以使用抗病毒眼用凝胶，如合并黄绿色分泌物，可联合使用广谱抗生素眼液进行治疗。需要关注患儿症状有无缓解或加重，避免角膜穿孔及交叉感染。

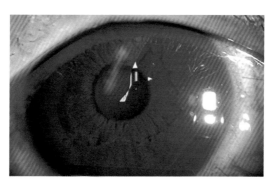

图 4-9　"树枝"状病毒性角膜上皮炎

十二、肝豆状核变性

肝豆状核变性又称 Wilson 病，常染色体隐性遗传，是因基因 13q14.3 突变导致。主要病变部位在基底神经节的豆状核和肝。患者年龄 10—25 岁居多，有锥体外系症状、肝硬化及肾损害。锥体外系症状包括肢体震颤、肌强直、吞咽咀嚼困难，可伴有智力减退。血清学检查可见铜含量降低，铜蓝蛋白及血清铜氧化酶活性降低。

眼部可以出现 Katser-Fleischer 环，简称 K-F 环。表现为角膜缘一圈棕黄色带有绿色的色素单环，近角膜缘色素浓，而近中心部色素淡。主要成因是在后弹力层和角膜深层的铜金属沉积。色素环与巩膜之间有很窄的透明带（图 4-10）。色素沉积明显者用侧照法即可见，不明显者需用裂隙灯仔细检查。少数人可见晶体前后囊有棕色、蓝色、绿色的点状沉积，称向日葵样白内障。

本病早期症状非特异性,而行裂隙灯检查角膜是否出现 K-F 环，可方便快速、准确做出早期诊断。以便做出有效治疗。

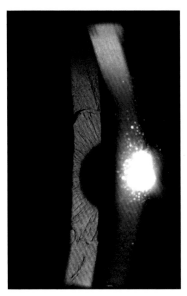

图 4-10　肝豆状核变性（色素膜与巩膜之间的透明带）

第二节 先天性角结膜疾病

一、先天性大角膜

1. 病因 先天性大角膜是一种少见的双侧眼前节发育异常性疾病。该表型通常由 CHRDL1 中的 X 连锁隐性突变引起。继发性大角膜通常是眼内压升高的结果。

2. 临床表现和眼部体征 原发性大角膜的特点是双侧先天性角膜增大，水平角膜直径增加，前房变深；它通常与虹膜透照有关。角膜直径较正常眼大，而眼压和眼底可能在正常范围。晶体悬韧带和睫状体也相应增大；角膜直径 > 14mm，无角膜水肿和 Haab 线，视野、眼压正常，除可能的屈光不正外，无明显视功能异常。有时伴有骨骼、神经与皮肤异常。需要与牛眼鉴别。

3. 辅助检查 可完善眼轴长度、眼前节 OCT 及 Pentacam 检查。在生物测量中，前房深度与总轴向长度的比率通常为 0.19 或更大。

4. 治疗 一般是静止性的，除高度屈光不正外对视功能无明显不利影响。若出现晶体脱位、青光眼或白内障，则需要手术。手术效果差并发症多，需慎重。

二、先天性小角膜

小角膜的特征是出生时角膜水平直径小于或等于 9mm，2 岁后 < 10mm。它通常是眼部畸形（如小眼症和持续性胎儿脉管系统）及眼齿指综合征、Nance-Horan 和 Lenz 综合征等综合征的组成部分。

三、球形角膜

球形角膜为双眼罕见疾病，角膜呈弥漫变薄、球形向前膨隆，为常染色体显性遗传性疾病。球形角膜的特点是角膜曲率陡峭，周边角膜变薄，前房非常深。后弹力层的断裂可能导致急性角膜水肿。轻微的钝挫伤可能会导致角膜破裂，因此需要全天佩戴防护眼镜。可伴有巩膜变薄、手足关节过伸等。从角膜球形向前膨隆的形态结合角膜地形图或 Pentacam 检查可以明确诊断。本病应与圆锥角膜、球形晶状体等病鉴别，可应用角膜地形图区分。

四、圆锥角膜

1. 病因　圆锥角膜的特征是中央或中央旁角膜隆起和逐渐变薄。它可能在青春期出现和发展，并且通常是家族性的。圆锥角膜更常见于唐氏综合征、特应性疾病、Leber 先天性黑蒙和慢性揉眼。Fleischer 环、Vogt 条纹和 Muson 征经常被注意到。后弹力层可能出现撕裂并导致急性角膜水肿。

2. 体征和表现　通常双眼发病，但程度不同。视力进行性下降，通常从青春期开始发病，进展到成年。若发生急性角膜水肿，将导致视力突然下降、眼痛、眼红、畏光、流泪。临床可分 4 期。

（1）潜伏期：一眼已确诊为圆锥角膜，对侧眼具有正常角膜地形图和正常视力，裸眼视力 $\geqslant 1.0$。

（2）初期：确诊为圆锥角膜最佳眼镜矫正视力 $\geqslant 1.0$。

（3）完成期：确诊为圆锥角膜，最佳眼镜矫正视力 < 0.8，伴圆锥角膜类型临床体征如下（图 4-11）。

① Munson 征：由于中央角膜前凸，向下注视时下睑膨隆变形。

② Fleischer 环：圆锥的底部角膜上皮及基底内铁质沉着，裂隙灯钴蓝色光下更易发现。

③ Vogt 线：角膜深基质层可见垂直的张力线。

④角膜水肿：角膜呈锥形明显前凸，中央角膜变薄，后弹

力层突然破裂，导致急性角膜水肿。

⑤瘢痕：特指急性圆锥角膜水肿消退后，角膜全层残留瘢痕。

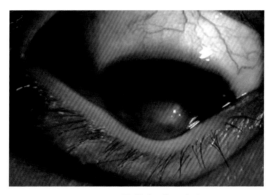

图 4-11　圆锥角膜完成期

3. 辅助检查　角膜地形图检查对诊断早期圆锥角膜具有重要参考价值。早期圆锥角膜的角膜地形图提示：下方角膜尤其是颞下方角膜变陡峭，曲率增加，角膜中央曲率也较正常增大，一般 > 47D，呈现不均匀分布。上方角膜及下方角膜屈光力差值 > 3D。

Pentacam 对于后表面圆锥的早期发现具有显著诊断意义。

4. 治疗　杜绝揉眼；早期的规则散光和轻度的不规则散光可通过验配框架镜来矫正。早期散光较大的患儿可选用硬性透气性角膜接触镜 RGP 来矫正不规则散光，提高视力；对于不能耐受 RGP 的患儿，或者接触镜不能矫正视力的，可进行角膜交联手术。

急性角膜水肿时，可通过前房注气、伤口缝合等控制角膜水肿。

瘢痕期圆锥角膜需要通过穿透性角膜移植或深板层角膜移

植来去除角膜瘢痕的影响。

五、角膜皮样瘤

1. 病因　皮样瘤是由角化上皮覆盖的纤维脂肪组织组成的绒毛瘤，可能含有毛囊、皮脂腺或汗腺。皮样通常横跨角膜缘（常位于颞下），较少情况下位于角膜中央。皮样瘤直径通常＞10mm，出生后生长极小。皮样瘤可以累及角膜基质和邻近的巩膜，但很少累及整个角膜厚度。通常角膜基质的浸润可见于前缘（图 4-12）。在 Goldenhar 综合征中可能会看到皮样瘤。

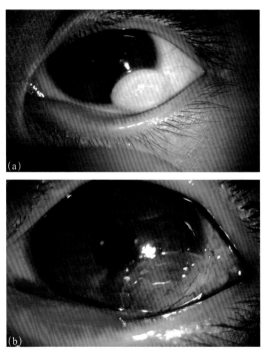

图 4-12　（a）角膜皮样瘤患者。（b）板层角膜移植术后

2. 临床表现和体征　Goldenhar 综合征患者可能有多种异

常中的一种或多种，包括耳畸形或耳周、上颌或下颌发育不全、椎骨畸形、眼睑缺损或 Duane 后退综合征。皮样瘤可产生散光并伴有继发性屈光不正性弱视。

真皮脂肪瘤是一种由脂肪和致密结缔组织组成的脉管瘤。通常真皮组织（包括毛发），已经取代了部分覆盖的结膜。皮肤脂肪瘤可以是广泛的，涉及眼眶组织、泪腺、眼外肌或这些的组合。与角膜缘皮样瘤一样，皮脂瘤也可能与 Goldenhar 综合征有关。

3. 辅助检查 可行 OCT 和 UBM 检查了解皮样瘤的深度，用于指导手术。

4. 治疗 如果皮样瘤引起眼部刺激症状或弱视，则可能需要手术切除,但手术可能会导致角膜瘢痕和散光，从而导致弱视。手术切除时无须切除位于皮样瘤下方的透明角膜组织，可以利用病变结膜组织或在表面缺损处应用角膜植片修补。切除术后角膜和结膜会在几天到几周愈合，会产生瘢痕和角膜轻度基质混浊；尽管如此，外观还是得到很大改善。

皮肤脂肪瘤很少需要切除。如果进行手术，医师应仅去除在睑裂内可见的部分病变，尽可能少的干扰结膜和 Tenon 氏囊，以最大限度减少瘢痕产生、斜视和眼干燥症的风险。

六、Peters 综合征

1. 病因 Peters 异常属于眼前段发育不全（Anterior segment dysgenesis，ASD），是一种多基因遗传病，由发育过程中异常神经嵴细胞迁移至角膜后所致，这一非正常迁移已被证实与 *PAX*6、*PITx*2、*FOXE*3 和 *CYP1B*1 等基因突变有关。该病病因主要有宫内感染、晶体泡从表层外胚叶分离不完全和神经嵴细胞发育障碍等学说。

2. 临床表现和眼部体征 Peters 异常患者发病年龄小，表型多样。单双眼均可发病，仅表现为角膜白斑或伴有角膜虹膜粘连为 Peters 异常 Ⅰ 型；角膜白斑伴有白内障或角膜晶体粘连为 Peters 异常 Ⅱ 型；双眼发病者多伴有全身其他系统疾病，如身材矮小、精神迟滞等，即 Peters 异常综合征（图 4-13）。

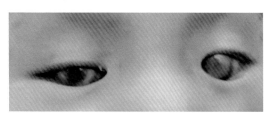

图 4-13　Peters 综合征患儿双眼角膜白斑、白内障、角膜晶体粘连，并伴随发育迟缓

　　表现为先天性中央角膜混浊及对应区域的后基质层、后弹力层和内皮层缺损，角膜内皮与虹膜和晶状体前囊膜粘连等。Peters-plus 综合征与身材矮小、独特的颅面外观、缩短的手指和足趾及智力障碍有关。在这种综合征中，基质混浊可能会随着时间的推移而减少。这种眼部的发育异常性疾病临床上少见，可同时发生或部分发生，因此表型各异，给临床诊断带来了一定困难而不能得到及时治疗，对视力的影响很大，患儿往往因为继发青光眼及剥夺性弱视造成长期或终身视力损害。Peters 异常的主要临床特征是角膜白斑、浅前房和虹膜周边与角膜粘连，伴有晶体混浊者一般是晶体前囊膜混浊并与角膜内皮粘连。

　　3. 辅助检查　角膜曲率和角膜厚度测定及眼轴长度和眼压测量。UBM 和前节 OCT 来了解角膜混浊后的前段的情况。

　　4. 治疗　患眼需要进行个性化设计手术方案。Ⅰ 型患者的治疗可根据角膜病变的深度采取穿透性角膜移植或板层角膜移植；Ⅱ 型患者的治疗则根据房角和晶体受累情况采取角膜移植、白内障摘除联合手术，必要时辅助抗青光眼治疗；Peters

综合征除眼部治疗外，还应关注全身其他系统的发育异常情况。Peters异常患者行穿透角膜移植术预后较差，植片存活时间较短，且联合白内障切除及前部玻璃体切割手术可能会增加角膜移植术后排斥反应。Peters异常患者由于眼部组织发育异常和视觉障碍，治疗效果的评价及术后屈光参数测量和屈光矫正困难较大。

（王　群　吴　元　余继锋）

第 5 章

斜视与弱视

第一节 斜 视

一、概论

斜视是指任何一眼视轴偏离的临床现象，儿童斜视可能与弱视、双眼单视异常或者控制眼球运动的神经肌肉异常有关。根据发生年龄、融合状态、眼位偏斜方向、眼位偏斜变化等不同，斜视有多种分类方式。

（一）根据斜视发生年龄分类

1. 先天性斜视　出生后发现的斜视，一般可能与先天发育异常有关。

2. 后天性斜视　出生 6 个月后发生的斜视，通常出现在正常视觉发育之后。

（二）根据融合状态分类：

1. 隐斜　被融合机制控制的眼位偏斜。

2. 显斜　不能被融合机制控制的眼位偏斜，其中又分为两种：恒定性斜视和间歇性斜视。

（三）根据眼球运动及斜视角变化分类

1. 共同性斜视　眼位偏斜不随注视方向改变而变化，也不因注视眼改变而变化，且眼球运动无明显受限。

2. 非共同性斜视　眼位偏斜随注视方向改变而变化，也因注视眼改变而变化，且眼球运动存在不同程度的受限。非共同性斜视进一步分为麻痹性斜视和限制性斜视两类。

（四）根据眼位偏斜方向分类

1. 水平斜视　包括外斜视和内斜视。

2. 垂直斜视　包括上斜视、下斜视、旋转斜视。

二、共同性内斜视

（一）先天性内斜视（婴儿性内斜视；congenital esotropia；图 5-1）

1. 病因及流行病学　先天性内斜视病因尚不明确。目前可能的发病机制包括：一是双眼运动融合缺陷引起；另一种学说认为是先天视觉系统发育缺陷，引起眼球运动不稳定，而导致眼位异常。先天性内斜视的患病率约为 0.1%。

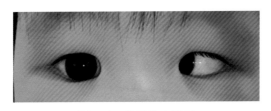

图 5-1　先天性内斜视

2. 临床表现

（1）指出生后 6 个月内出现的内斜视。

（2）通常内斜视角度较大，一般 $> 35^{\triangle}$。

（3）可伴有轻度远视，通常无明显屈光不正。

（4）眼球运动可出现内转过强，外转不足。

（5）一般可双眼交替注视，存在屈光参差或弱视时可转为单眼注视。

（6）有时可合并斜肌功能异常、DVD、DHD、眼球震颤等。

3. 治疗

（1）屈光矫正及弱视治疗：存在单眼弱视患儿需要术前治

疗弱视，双眼可交替注视后行手术治疗。

（2）手术治疗：先天性内斜视需要手术治疗。手术时机一般选择在双眼可交替注视后，在 2 岁以内进行手术。手术方式有双眼内直肌后徙，或联合外直肌缩短等。合并斜肌异常、DVD 等同时矫正。

（3）A 型肉毒杆菌毒素（BTXA）：通过抑制突触前神经末梢乙酰胆碱的释放，导致肌力暂时性减弱，可用于治疗先天性内斜视患儿，尤其是无法配合检查或不愿接受手术治疗的患儿的替代治疗。常见不良反应包括暂时性上睑下垂、过矫或欠矫、垂直斜视、复视、瞳孔散大等。

（二）调节性内斜视

主要分为屈光调节性内斜视和高 AC/A 型调节性内斜视。

1. 屈光调节性内斜视（refractive accommodative esotropia）一般认为是未矫正的远视性屈光不正和分开融合功能不足导致。未矫正的远视眼需动用更多调节使视网膜上的物像清晰，导致过度的调节而引起过度的集合，若分开性融合功能不足以对抗过度的集合，就会引起内斜视。

（1）临床表现

①常发生于 2—3 岁。

②远视性屈光不正平均为 +4D。

③看近和看远内斜视角度相同。

④ AC/A 比率正常。

⑤戴屈光矫正眼镜后内斜视矫正。

（2）治疗：完全矫正屈光不正。有弱视患儿行弱视治疗。一般每半年至一年需进行一次散瞳验光检查。

2. 非屈光调节性（高 AC/A）内斜视（nonrefractive accommodative esotropia，high AC/A ratio）　因 AC/A 比率高，调节与集合异常联动，即看近时每调节一个屈光度产生过多的调节性集合，导致内斜视。

（1）临床表现

①常发生于 1—7 岁。

②看近内斜视，看远可正位，斜视度看近大于看远，超过 $10^{\triangle} \sim 15^{\triangle}$。

③ AC/A 比率＞6。

（2）治疗：矫正屈光不正，并佩戴双光镜，即下加 +1.50～+3.00D 球镜。对于不能配合戴镜的患儿，可选用缩瞳药。非手术治疗效果不明显者，可选择手术治疗，如双内直肌后徙，或内直肌后固定。

（三）部分调节性内斜视（partially accommodative esotropia）

1. 临床表现（图 5-2）

（1）常于 2—3 岁发病。

（2）中度或高度远视性屈光不正。

（3）完全屈光矫正后内斜视度数减小，但不能完全矫正。

（4）AC/A 比率正常。

（5）可伴有垂直斜视、A-V 综合征等。

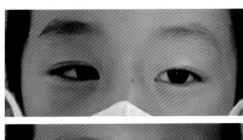
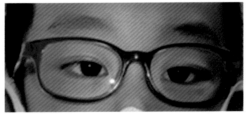

图 5-2　部分调节性内斜视

2. 治疗

（1）屈光矫正及弱视治疗：完全矫正屈光不正。弱视患儿先治疗弱视。

（2）手术治疗：弱视纠正后，非调节部分斜视应手术矫正。

（四）非调节性内斜视（nonaccommodative esotropia，图 5-3）

1. 病因及流行病学　共同性内斜视中，非调节性内斜视约占 39%。一般认为，由于神经支配异常及解剖因素异常导致。

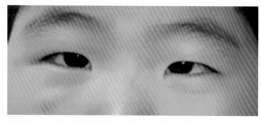

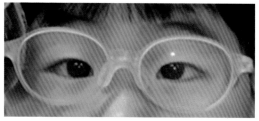

图 5-3　非调节性内斜视

2. 临床分型

（1）基本型：看近及看远斜视度相等。

（2）集合过强型：看近比看远斜视角大，相差 ≥ 15$^{\triangle}$。

（3）分开不足型：看远比看近斜视角大，相差 ≥ 15$^{\triangle}$。

3. 临床表现

（1）发病年龄在 6 个月至 6 岁，一般在 1—3 岁。

（2）发病前常有外伤、高热等诱因。

（3）无明显屈光不正。

（4）斜视角度一般在 $30^{\triangle} \sim 70^{\triangle}$。

（5）AC/A 比率正常。

4. 治疗

（1）屈光矫正及弱视治疗：散瞳验光检查，矫正屈光不正。弱视患儿先治疗弱视。

（2）手术治疗：排除屈光不正因素，双眼视正常、或双眼可交替注视后，尽快手术。基本型的非调节性内斜视手术量按共同性内斜视的计算方法。集合过强或分开不足型内斜视，以看远看近斜视度数的平均值作为手术量计算。

（五）急性共同性内斜视（acute acquired comitant esotropia，AACE）

急性共同性内斜视指突然发生的共同性内斜视，常伴有复视，多见于年龄较大的儿童。病因尚不清楚。一般无斜视病史，无神经系统器质性疾病病史，但常在体质虚弱、精神紧张或单眼遮盖等情况下诱发。

1. 临床分型

（1）Swan 型：由于长期遮盖单眼，导致融合功能破坏引起内斜视。

（2）Burian-Franceschetti 型：发病前可能存在融合范围较窄，在精神受压、身体虚弱等情况下诱发急性内斜视，并伴有复视。

（3）Bielschowsky 型：长期近距离用眼引起过度调节，导致集合分开失衡，分开融合力无法对抗内直肌紧张而出现内斜视。

2. 临床表现

（1）突然出现的共同性内斜视及复视，斜视可表现为内隐斜、间歇性或恒定性内斜视。

（2）眼球运动正常，可有双眼视功能。

（3）无神经系统器质性病变。

3. 治疗

（1）压贴三棱镜：15$^\triangle$以内内斜视可考虑底向外压贴三棱镜改善复视。

（2）手术治疗：大角度内斜视，或非手术治疗斜视角度稳定后，即可手术治疗，手术量按常规共同性内斜视计算方法。也可以考虑双眼内直肌 A 型肉毒杆菌毒素注射（图 5-4，图 5-5）。

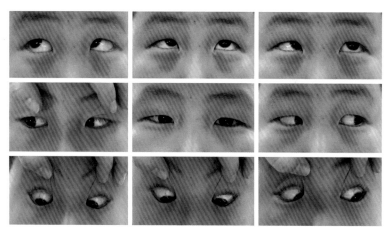

图 5-4 急性共同性内斜，双眼内直肌肉毒素注射前

（六）继发性共同性内斜视（secondary comitant esotropia）

主要类型包括知觉性内斜视、连续性内斜视和残余性内斜视。

1. 知觉性内斜视（sensory esotropia） 主要由于出生后单眼盲或者视力低下，导致单眼注视功能丧失，造成的感觉融合缺陷而引起内斜视。常见导致视力不良的原因有屈光参差性弱视、先天性白内障、角膜白斑、视网膜疾病、视神经萎缩、肿瘤等。

（1）临床表现

①常发生于出生后至 5 岁。

②单眼视力丧失或视力≤ 0.1。

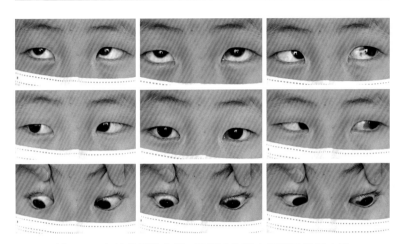

图 5-5　急性共同性内斜，双眼内直肌肉毒素注射后 9 天

③常为大角度内斜视。

④眼球运动一般无受限，部分患儿由于内直肌长期挛缩，牵拉试验可表现一定程度外转受限。

（2）治疗

①病因治疗，纠正屈光不正，治疗引起视力低下的眼部疾病，治疗弱视。

②手术治疗：多选择在斜视眼上进行手术。由于知觉性内斜视常调节及辐辏能力较差，术后远期易出现连续性外斜视，故主张手术尽量低矫。

2. 连续性内斜视（consecutive esotropia）　指外斜视术后发生内斜视。发生率为 6% ～ 20%。常见的原因包括外斜视手术过矫、集合不足型外斜视行双眼外直肌超大量后徙，致术后外展功能不足、术后外直肌滑脱等。

（1）临床表现

①外斜视手术后出现内斜视。

②可伴有同侧水平复视。

③外斜视术后第一天出现内斜视,伴有复视、眼球外转受限,需要怀疑可能是肌肉滑脱造成。

(2)治疗

①术后出现内斜视伴有外转严重受限,高度怀疑外直肌滑脱可能,需立即手术探查。

②术后轻度过矫,可先观察 6 周,佩戴压贴三棱镜矫正复视。经观察后斜视度仍大于 10°,可手术治疗。

3. 残余性内斜视(residual esotropia)　指内斜视术后仍存在内斜视,多由于手术欠矫导致。

(1)临床表现

①内斜视矫正术后出现内斜视。

②可伴水平复视。

(2)治疗:内斜视术后低矫,小度数内斜视可先观察 6 周,佩戴压贴三棱镜矫正复视。6 周后斜视度仍大于 15°,可再次手术。

三、共同性外斜视

(一)先天性外斜视(婴儿性外斜视,congenital exotropia)

1. 病因及流行病学　先天性外斜视病因尚不明确。一般指出生后 6 个月内出现的共同性外斜视。

2. 临床表现

(1)出生后 6 个月内发病。

(2)大角度外斜视。

(3)通常双眼可交替注视,斜视角度恒定。

(4)眼球运动多正常。

(5)可合并下斜肌功能亢进、DVD、A-V 综合征、眼球震颤等。

3. 治疗

(1)屈光矫正及弱视治疗:若检影验光屈光不正<+3D,

可不配镜；治疗弱视，如遮盖治疗，等双眼可交替注视时手术治疗。

（2）手术治疗：双眼可交替注视，在 2 岁前完成手术，如双眼外直肌后徙，或联合内直肌缩短术。合并有其他类型斜视可同时进行矫正。

（二）间歇性外斜视（intermittent exotropia）

是最常见的共同性外斜视类型，约占 40%。表现为有时外斜视，有时可以控制正位，疲劳时或注意力不集中时容易暴露出来。目前认为，间歇性外斜视主要由于集合融合功能不足，导致集合分开功能失衡，在注意力不集中或破坏融合后双眼无法保持正位而出现外斜视，是介于隐性外斜视与显性外斜视之间的一种过渡形式。

1. 临床分型

（1）基本型：看近、看远斜视角度基本相等。

（2）分开过强型：看远斜视角大于看近斜视角（≥ 15△）。

（3）集合不足型：看近斜视角大于看远斜视角（≥ 15△）。

（4）假性分开过强型：看远斜视角度明显大于看近，但遮盖单眼 1 小时或双眼佩戴 +3D 球镜后，看近与看远斜视度基本相同。

2. 临床表现

（1）女性多发。早期由于斜视度小，可以被融合能力控制而较少暴露。随着控制力逐渐下降，斜视度增加，常于 3—4 岁后逐渐显现出来。

（2）部分患儿遇强光时喜闭一只眼，是间歇性外斜视患儿就诊的常见原因之一。

（3）随着病程发展，若无干预，可由间歇性外斜视转为恒定性外斜视。

（4）大部分患儿视力或矫正视力 ≥ 1.0。

（5）大部分患儿有近立体视，远立体视较差。

3. 治疗

（1）屈光矫正及弱视治疗：矫正屈光不正，提高融合能力；对于双眼轻、中度远视一般不提倡矫正，而是保留部分远视，利用调节性集合控制外斜视；近视者戴负球镜过矫以增加调节，帮助眼位恢复及控制；集合训练控制外斜视。

（2）手术治疗：一般认为，4—6 岁是最佳手术时机。对于发生年龄早、进展速度快、斜视角度大、融合能力差的患儿尽快手术治疗，手术量按照共同性外斜视手术设计。另外，可参考纽卡斯尔控制分数（NCS）评估儿童间歇性外斜视严重程度，一般 ≥ 3 时需要手术治疗。

（三）恒定性外斜视（constant extropia）

恒定性外斜视多数由于集合与分开功能失衡、调节性集合能力减弱，眼位无法代偿进而不能控制正位，多由间歇性外斜视进展而来（图 5-6）。

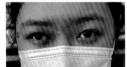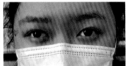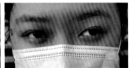

图 5-6　恒定性外斜视（图示从左至右依次为：左眼注视、第一眼位、右眼注视）

1. 临床表现

（1）外斜视角度大且稳定。

（2）双眼视力相近时，多可交替性外斜视，否则表现为单眼恒定性外斜视。

（3）可以合并有 A-V 型斜视、下斜肌功能亢进或垂直斜视。

2. 治疗

（1）屈光矫正及弱视治疗：矫正屈光不正，提高融合能力；弱视者同时进行弱视训练。

（2）手术治疗：弱视者纠正弱视后手术；由间歇性外斜视发展过来的恒定性外斜视，双眼可交替注视，需及时手术有望恢复部分双眼视觉。手术量按照共同性外斜视手术设计进行。

（四）继发性外斜视（secondary exotropia）

1. 知觉性外斜视（Sensory Exotropia） 是由于弱视、角膜病变、白内障、眼底病、外伤等原因造成的单眼视力差，导致双眼融合功能破坏而引起的恒定性外斜视。

（1）临床表现

①存在导致视力低下的原因，如先天性白内障、先天性角膜混浊、先天性眼底病、弱视等；或后天因素，如外伤。

②因单眼视觉障碍而不能注视出现大角度外斜视。

③斜视角度可逐渐增大。

④由于缺乏双眼融合能力，术后复发率相对较高。

（2）治疗：手术治疗尽可能设计在知觉障碍眼上，斜视角度较大时可分配在双眼外直肌，或外直肌超大量后徙，防治外斜视复发。

2. 连续性外斜视（consecutive exotropia） 指原来由内斜视自然转变为外斜视，或内斜视矫正术后发生外斜视。可能与高度远视向正视化发展，过度集合能力减弱，或内斜视手术过矫而双眼融合能力不足，由正位逐渐转为外斜视。

（1）临床表现

①内斜视病史或内斜视手术史。

②内斜视自发转变者多为中度或高度远视，且双眼视功能不良。

③内斜视手术史后出现或经过一段时间后逐渐变为外斜视，发生在术后第一天且伴有复视、眼球内转受限，需要怀疑是否是肌肉滑脱造成。

（2）治疗

①非手术治疗：内斜视自发转为外斜视且伴有中、高度远视者，可适当降低远视矫正度数，刺激调节性集合。

②手术治疗：内斜视术后立即出现的外斜视，怀疑肌肉滑脱应立即手术探查，并将滑脱肌肉复位；内斜视术后逐渐出现的外斜视，观察 6 周后仍＞ 15$^{\triangle}$，应尽早手术。

3. 残余性外斜视（residual exotropia）　指外斜视术后仍残存一定角度外斜视。

（1）临床表现

①外斜视手术史，球结膜可见手术瘢痕。

②外斜视度数＞ 10$^{\triangle}$。

（2）治疗：斜视度数较小（＜ 15$^{\triangle}$），可先观察到 6 周；若斜视角度仍＞ 15$^{\triangle}$，可考虑再次手术。

四、A-V 型斜视（A-V patterns）

A-V 型斜视指垂直方向注视位置不同时水平斜视度不等的现象，呈字母 A 或 V 的形态。另外临床上还发现有 Y 型、λ 型斜视等。

（一）临床分类

1. A 型内斜视　上转时内斜视度加大，下转时减小，上下相差≥ 10$^{\triangle}$。

2. A 型外斜视　上转时外斜视度减小，下转时增大，上下相差≥ 10$^{\triangle}$。

3. V 型内斜视　下转时内斜视度加大，上转时减小，上下相差≥ 15$^{\triangle}$。

4. V 型外斜视　上转时外斜视度加大，下转时减小，上下相差≥ 15$^{\triangle}$（图 5-7，图 5-8）。

（二）临床表现

1. 向上 25°和向下 25°注视时 V 型斜视，两者相差≥ 15$^{\triangle}$；A 型斜视，两者相差≥ 10$^{\triangle}$。

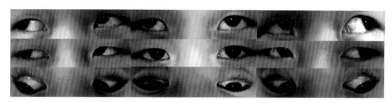

图 5-7　Ｖ型外斜视术前

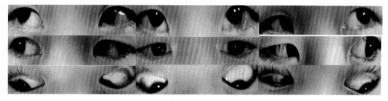

图 5-8　Ｖ型外斜视术后（双眼下斜肌断腱 + 双眼外直肌后徙 5.5mm）

2. Ｖ型斜视眼球运动常合并下斜肌亢进，Ａ型斜视常合并上斜肌亢进。

3. 代偿头位，Ａ型内斜视、Ｖ型外斜视代偿头位为下颌上举，Ａ型外斜视、Ｖ型内斜视代偿头位为下颌内收。

4. 可伴有复视及视疲劳。

（三）治疗

1. 非手术治疗　存在屈光不正或弱视患儿，首先矫正屈光不正，治疗弱视。

2. 手术治疗

（1）合并有斜肌功能亢进者，首选上、下斜肌减弱术，水平斜视量按原在位斜视度计算。

（2）不伴有斜肌功能异常者，选择水平直肌止端移位术：内直肌向字母尖端移位，外直肌向字母开口方向移位。水平直肌半个止端垂直移位可矫正 $15^{\triangle}$ 左右的 Ａ 或 Ｖ 征，一个止端垂直移位可矫正 $20^{\triangle}$ 左右的 Ａ 或 Ｖ 征。

五、非共同性斜视

非共同性斜视指眼位偏斜随注视方向的改变而变化，也因注视眼改变而变化。非共同性斜视在临床上有两种不同形式：一种由于支配眼球运动的脑神经或眼外肌麻痹引起的麻痹性斜视；另一种由于机械性限制因素引起的限制性斜视。非共同性斜视主要的临床特点包括：①斜视角度随注视方向不同而变化；②第二斜视角大于第一斜视角；③多伴有代偿头位；④常伴有复视。

（一）先天性麻痹性斜视（congenital paralytic strabismus）

先天性麻痹性斜视为支配眼外肌的神经核、神经、肌肉先天发育异常或眼外肌产伤引起，最常见的先天性麻痹性斜视是先天性上斜肌不全麻痹，其次为先天性动眼神经麻痹、先天性展神经麻痹等。

1. 先天性上斜肌不全麻痹（congenital superior oblique muscle Palsy，SOP）

（1）临床表现

①歪头或上斜视是最常见的就诊原因。

②单侧或双侧受累，表现为上斜视；或受累程度不同，程度较轻一侧上斜视可不明显，称为隐匿性上斜肌不全麻痹。

③眼球运动表现下斜肌功能亢进，内转时上转，上斜肌功能不足，内下转时落后，患侧 Bielschowsky 征阳性。双侧上斜肌麻痹时，除双眼内转时下斜肌功能亢进、上斜肌功能不足，双侧 Bielschowsky 征阳性，同时可伴有 V 型斜视（图 5-9 和图 5-11）。

④单侧上斜肌不全麻痹时代偿头位典型，即头向健侧肩倾斜，面向健侧转，下颌内收，患侧 Bielschowsky 征阳性。对称性双侧上斜肌麻痹可无明显代偿头位（图 5-9 和图 5-10）。

（2）治疗：诊断明确后应尽早手术，目的为矫正上斜肌麻

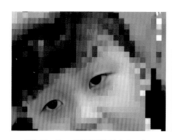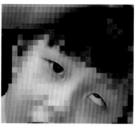

图 5-9 双眼侧 Bielschowsky 征阳性（左眼明显）

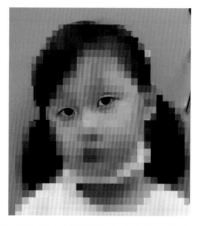

图 5-10 双眼先天性上斜肌不全麻痹代偿头位（双眼非对称）

痹引起的上斜视、内斜视及外旋。根据垂直斜视程度，手术设计首先选择减弱受累侧功能亢进的下斜肌，然后依次为对侧下直肌及减弱患侧上直肌。

2. 先天性动眼神经麻痹（congenital oculomotor nerve palsy）

（1）临床表现

①先天性动眼神经完全麻痹表现为患侧上睑下垂、患侧大角度外下斜视、患侧瞳孔扩大，对光反射消失，也可出现复视、代偿头位、下颌上抬，面向健侧转等。

②当动眼神经所支配 4 条眼外肌不同程度受累时，表现为

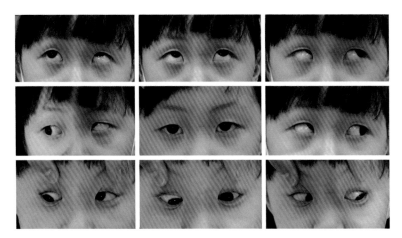

图 5-11 双眼先天性上斜肌不全麻痹九眼位

先天性动眼神经不全麻痹，临床表现为不同程度的上睑下垂或无上睑下垂、外斜视或外斜视伴上斜视或下斜视，瞳孔多不受累。

（2）治疗：手术目的为矫正第一眼位至正位，而无法完全恢复眼球正常运动功能，患儿可在学龄前进行手术，伴有上睑下垂 Bell 征阴性的患儿，上睑下垂要低矫，防止术后发生暴露性角膜炎。

（二）后天性麻痹性斜视（acquired paralytic strabismus）

后天性麻痹性斜视多由于炎症性、血管性、肿瘤、外伤等原因引起的眼外肌运动神经核、脑神经病变，引起所支配眼外肌麻痹。最常见的为后天性展神经麻痹。

后天性展神经麻痹（acquired abducens paralysis）

（1）临床表现

①患侧内斜视，伴复视。

②患侧眼球运动外转受限，展神经完全麻痹时，患眼外转不过中线。

③面向患侧的代偿头位。

（2）治疗

①完善神经内科、内科等检查明确病因，治疗原发病，并行神经营养治疗。

②小角度内斜视伴有复视者可佩戴三棱镜纠正眼位。

③观察 6 个月后仍有 $10^{\triangle}$ 以上内斜视，可手术或内直肌注射肉毒素治疗。

（三）上斜肌腱鞘综合征（superior oblique muscle tendon sheath syndrome，brown's syndrome）

Brown 综合征被认为是上斜肌腱鞘发育异常，或与邻近组织粘连、神经异常支配，或者上斜肌手术引起术后眼球运动受限等原因引起的受累眼鼻上方向运动明显受限的一种限制性斜视。

（1）临床表现

①患侧可为正位、轻度下斜视。

②患侧内转时不能上转，内上方向运动明显受限，一般无同侧上斜肌运动亢进。

③可有下颌上抬的代偿头位。

④被动牵拉试验阳性，即内转时向上牵拉试验受限。

⑤ MRI 检查可发现先天性上斜肌发育或结构异常。

（2）治疗：存在明显代偿头位或第一眼位明显下斜视者，可考虑手术治疗。

六、特殊类型斜视

（一）垂直分离性斜视（dissociated vertical deviation，DVD）

垂直分离性斜视表现为非注视眼不符合 Hering 法则的异常垂直偏斜，确切病因不明确。

1. 临床表现

（1）常在患儿精神不集中、强光下、看远时自发出现眼球上飘，或也可在破坏融合后出现上述表现。检查时交替遮盖双眼，被遮盖眼出现边上漂边外旋状态，遮盖另一眼时，去遮盖眼又下转内旋至第一眼位。

（2）Bielschowsky 现象阳性，即遮盖眼上飘时，在注视眼前放一滤光片，可见被遮盖眼由上斜视下降，甚至变为下斜视；当增加镜片亮度后，下转眼再次上转。

（3）常伴有水平斜视。

（4）Helveston 综合征包括 DVD 同时伴有上斜肌亢进及 A 型斜视。

2. 治疗

（1）合并屈光不正及弱视患儿先纠正屈光不正，治疗弱视。

（2）无明显或轻度（≤ 5°）交替上斜视可非手术治疗。

（3）手术治疗，无下斜肌亢进者以上直肌后退术为主，合并下斜肌亢进者可行下斜肌前转位术，或联合上直肌后退术。

（二）先天性脑神经支配异常疾病（congenital cranial dysinnervation disorders，CCDDs）

先天性脑神经支配异常疾病是一组先天性特殊类型的脑神经肌肉疾病，由于眼外肌缺乏正常脑神经支配或者由发育异常脑神经支配，而引起眼球运动异常。包括先天性眼外肌纤维化 1、2、3 型（congenital fibrosis of extrocular muscles，CFEOM），眼球后退综合征（duane retraction syndrome，DRS）、先天性眼 - 面麻痹综合征（möbius syndrome，MS），下颌 - 瞬目综合征（marcus gunn syndrome）等。

1. Duane 眼球后退综合征（duane retraction syndrome，DRS）　目前认为是外直肌纤维化或存在异常肌电活动，眼球内转时内、外直肌同时收缩，牵引眼球后退、睑裂缩小。

（1）临床表现

①外转、内转受限，或内外转均受限，临床上分三型。

Ⅰ型：受累眼外转时受限内转无明显限制，可合并内斜视。

Ⅱ型：受累眼内转时受限外转无明显限制，可合并外斜视。

Ⅲ型：受累眼内外转均受限，无斜视或合并内斜视或外斜视。

②内转时睑裂缩小、眼球后退，外转时睑裂开大。

③常合并眼球上射或下射。

④常伴有面向患侧代偿头位。

（2）治疗

①纠正屈光不正，弱视患儿治疗弱视。

②第一眼位正位且无明显代偿头位不进行手术。第一眼位明显斜视、代偿头位显著者，手术目的为改善第一眼位及代偿头位，术式以减弱术为主。

2. 先天性眼外肌纤维化（congenital fibrosis of extrocular muscles，CFEOM）　是由于支配眼外肌的动眼神经（核）或合并滑车神经（核）先天发育异常，导致眼外肌发育异常、眼球运动障碍的脑神经疾病。属常染色体显性或隐性遗传。

（1）临床表现：临床上分三型。

Ⅰ型：最常见。动眼神经上支及其支配的眼外肌损害。表现为双眼严重的上睑下垂，眼球固定在内下斜位，上转不能，企图上转时出现异常集合运动，下颌上抬，瞳孔大小及反射正常。被动牵拉试验阳性。

Ⅱ型：动眼神经上支、下支及其支配的眼外肌损害。表现为双眼上睑下垂，眼球在外下斜位，眼球运动受限，企图内转时出现双眼同时外转，瞳孔反射迟钝。被动牵拉试验阳性。

Ⅲ型：非典型表型。动眼神经上支、下支及其支配的眼外肌损害。表现为双侧或单侧上睑下垂或眼睑高度正常，眼位表现为单侧或双侧下斜视、上斜视或正位，眼球运动受限程度可不同。瞳孔大小及反射正常。被动牵拉试验阳性。

（2）治疗：手术治疗目的为改善外观，可先后进行斜视及上睑下垂手术。斜视手术原则先解除限制因素，并行眼外肌后徙。

3. 先天性眼－面麻痹综合征（möbius syndrome，MS）指第Ⅵ、Ⅶ对脑神经核广泛发育不全的先天性脑神经发育异常疾病。

（1）临床表现

①双眼内斜视。

②眼球运动双侧外转受限，严重者外转不过中线。

③眼睑闭合不全、内眦赘皮、鼻唇沟消失、面无表情呈"面具脸"。

④伴有其他系统先天异常，如头面部畸形、手足畸形、先天性心脏病、智力低下等。

⑤头颅 MRI 可见脑干第四脑室形态结构异常。

（2）治疗

① 多系统治疗全身疾病。

② 手术矫正内斜视。

七、先天性特发性眼球震颤（congenital idiopathic nystagmus，CIN）

由于中枢神经系统传出通路损害，引起冲动型眼球震颤，眼部无异常改变。

1. 临床特点

（1）冲动型眼球震颤有快相和慢相，慢相上存在震颤最小或震颤消失的"中间带"，又称休止眼位。

（2）为了获得相对静止眼位，代偿头位的视线常指向"中间带"方向，该方向视力也明显好于其他头位方向。

2. 治疗

（1）三棱镜治疗：双眼放置同向三棱镜，棱镜尖端指向"中间带"方向，将"中间带"移向正前方，以纠正异常头位。

（2）手术治疗：目的将休止眼位移向正前方，消除或改善代偿头位。

①代偿头位 15°以内：Parks 5-6-7-8 法，即"中间带"在右侧，右眼外直肌后徙 7mm，右眼内直肌缩短 6mm，左眼内直肌后徙 5mm，左眼外直肌缩短 8mm；同理，"中间带"在左侧，左眼外直肌后徙 7mm，内直肌缩短 6mm，右眼内直肌后徙 5mm，外直肌缩短 8mm。

②代偿头位 15°～30°：各条外直肌手术量增加 40%。

③代偿头位 30°～45°：各条外直肌手术量增加 60%。

（左华欣　余继锋）

第二节　弱　视

弱视（Amblyopia）是指眼部检查无器质性病变，在视觉发育期内，由于单眼斜视、未矫正的屈光参差、未矫正的高度屈光不正、形觉剥夺引起的单眼或双眼最佳矫正视力低于相应年龄的视力，或双眼视力相差 2 行及以上，视力较低的眼为弱视。

2021 年，我国斜视与小儿眼科学组发布的《儿童弱视诊断治疗共识》指出，3—5 岁儿童视力正常值下限为 0.5，6 岁及以上儿童视力正常值下限为 0.7。

1. 病因　目前有两种学说。

（1）双眼异常竞争：双眼视觉传入大脑皮质形成图像清晰度不同，两者常出现竞争，导致模糊一方视力减弱。

（2）形觉剥夺：由于视觉发育过程中眼内光刺激不充分，抑制了黄斑形成清晰图像，导致视力减弱。

2. 分类

（1）按病因分类

①斜视性弱视：单眼斜视形成的弱视，由于斜视引起复视和混淆视，导致到大脑皮质抑制斜视眼黄斑的功能，引起该斜视眼视力发育障碍而形成弱视。

②屈光参差性弱视：双眼远视性屈光不正、球镜屈光度相差 1.5D 以上，或柱镜屈光度相差 1D 以上，屈光度较高的眼形成弱视。这是由于屈光参差引起的双眼异常作用及形觉剥夺引起的。

③屈光不正性弱视：多为双眼性弱视，有高度屈光不正的患儿，如远视屈光度 ≥ 5.00D 和（或）散光度数 ≥ 2.00DC，其弱视的风险远高于正常。常因双眼物像模糊引起形觉剥夺，影响视力发育造成弱视。此类患儿往往在戴镜矫正屈光不正 3 ~ 6 个月之后再确诊。

④形觉剥夺性弱视：由于屈光间质混浊（先天性白内障、角膜混浊等）、先天性上睑下垂造成视轴被遮挡，或不适当的遮盖等引起单眼或双眼弱视。

（2）按弱视程度分类（国际标准视力表）

①轻、中度弱视：最佳矫正视力低于相应年龄视力正常范围下限，且 ≥ 0.2。

②重度弱视：最佳矫正视力 < 0.2。

3. 检查方法　诊断弱视的儿童都应该进行详细的屈光状态检查，包括客观验光和主观验光。客观验光包括视网膜检影验光和电脑验光，主观验光包括综合验光仪检查和插片验光等。儿童首诊需要在睫状肌麻痹状态下进行客观验光。考虑年幼患儿的主观配合性较差，检影验光可口服镇静药物后在睡眠状态下进行。目前常用的睫状肌麻痹剂包括阿托品眼膏（或眼用凝胶）、托吡卡胺滴眼液、盐酸环喷托酯滴眼液等。根据患儿的年龄，是否合并其他眼病进行选择。同时还应结合患儿的角膜曲率测量、眼轴长度等指标进行综合评估。常规建议确诊内斜视及 6 岁以下患儿首次使用 1% 硫酸阿托品眼膏或者眼用凝胶进行睫状肌麻痹验光。6 岁以上可以考虑使用盐酸环喷托酯滴眼液，12 岁以上考虑复方托吡卡胺滴眼液。在使用睫状肌麻痹剂的时候要考虑患儿的全身状态及可能会引起的相应伴随症状。

4. 治疗

（1）弱视治疗策略：弱视一旦确诊，应立即治疗。

（2）尽早消除形觉剥夺因素：如先天性白内障患儿在全身麻醉条件允许情况下，可以考虑出生后 6～10 周行白内障摘除术，并行屈光矫正；对于可能导致形觉剥夺的重度上睑下垂应尽早进行手术。

（3）矫正屈光不正：规范的屈光检查，佩戴合适的矫正眼镜。注意伴发斜视的弱视患儿需要充分散瞳验光：伴有内斜视者首次配镜远视应足矫，每半年至一年进行一次散瞳验光，调节性内斜视在眼位及视力维持良好的情况下可酌情降低球镜度数；伴发外斜视远视患儿以最佳矫正视力较低度数矫正。远视患儿可根据睫状肌麻痹验光结果酌情低矫配镜，近视患儿按复验结果矫正。散光原则上不增减度数，如患儿首次戴镜不能耐受，可先低矫配镜适应，后期足矫。对于伴随斜视需要手术的患儿，多在双眼视力接近（相差 2 行以内）后行眼位矫正手术。

（4）遮盖法：单眼弱视首选遮盖视力相对好眼，遮盖强度根据弱视程度、患儿年龄调整。通常采用每天 2、4、6 小时遮盖以提高弱视眼视力。为防止遮盖性弱视发生，年龄越小，遮盖时间应越短，当治疗巩固 6 个月左右可根据视力发育情况逐渐降低遮盖强度，直至去遮盖，定期随访。对于屈光参差性弱视患儿还要关注屈光度数的变化，尤其是近视性弱视患儿，在提高视力同时还要注意近视防控。一般近视性屈光参差最终双眼近视度数会渐趋一致，而远视性屈光参差往往变化不大。

（5）压抑疗法：通过镜片压抑膜及视力相对较好眼局部 1% 阿托品滴眼液散瞳，抑制其看清近处，弱视眼佩戴矫正镜片看近或看远，刺激弱视眼视力训练。

5.预防　早发现、早治疗，年龄越小，疗效越好。对0—6岁儿童定期视力筛查，特别是有弱视、斜视、屈光不正及其他眼部疾病家族史的患儿，应及早按时进行视力检查及评估。

（左华欣　余继锋）

第 6 章

小儿晶状体疾病

第一节　先天性白内障

先天性白内障是指出生前后即存在，或出生后逐渐形成的晶状体部分或全部混浊。先天性白内障在世界范围内的患病率为 0.01%～0.06%，预防先天性白内障引起的视力损害是世界卫生组织"视觉 2020，根治可避免盲"的重要内容，我国先天性白内障患病率约为 0.05%。先天性白内障可以是家族性或散发，可以是单眼或双眼发病，可以伴发眼部或全身其他先天性异常，也可以只表现为晶状体混浊的单一异常。先天性白内障因晶状体混浊的部位、形态和程度不同，形态学表现各异。常见的有膜性、前极性、后极性、缝状、核性、绕核性及全白内障等。

一、病因

先天性白内障的发病机制可主要分为遗传因素、环境因素及原因不明。

（一）遗传因素

遗传性先天性白内障有 3 种不同遗传方式：常染色体显性遗传、常染色体隐性遗传和 X 连锁隐性遗传。其中以常染色体显性遗传最多见，这是由于遗传性先天性白内障疾病相关基因不会致命，不影响生育，因此外显率很高，并可连续传代。遗传性白内障多数为基因突变所致，少数由染色体异常或线粒体疾病所造成。先天性白内障有着明显的遗传异质性，即同一基因突变可有不同的临床表现，而同一临床表现可源于不同的致病基因突变。

目前对于先天性白内障相关基因的研究工作一方面是对先天性白内障的大样本家系进行全基因组分析，再对定位区域内候选基因筛选测序发现突变点；另一方面是关注与先天性白内障形成有关的功能蛋白，寻找其染色体编码位点作为突变研究中的重要候选基因。迄今为止，已报道的与先天性白内障有关的基因有近 30 个，且数量仍不断增加，部分基因异常除表现为先天性白内障外，还伴有其他系统的发育异常，多数为发育综合征的一部分。另外，还有一些基因座与先天性白内障连锁，但突变的基因尚未鉴定出。已基本明确定位的基因主要包括以下五大类。

1. 晶状体蛋白基因 晶状体蛋白是晶状体中含量最丰富的结构蛋白。纤维细胞失去细胞核而合成稳定的非再生的高浓度晶状体蛋白，介导了晶状体的折射率，对晶状体的透明性和屈光性起重要作用。根据凝胶排阻层析的洗脱顺序分为 α 型、β 型和 γ 型。当晶状体蛋白基因发生突变，导致晶状体纤维结构和排列异常引起晶状体混浊。

2. 膜蛋白基因 在无血管组织的晶状体中，纤维细胞失去细胞器，完全依赖于上皮细胞维持物质代谢和离子交换平衡。晶状体细胞表面的膜蛋白能运输营养物质及细胞代谢产物，介导细胞间信号转导，对晶状体保持透明性起重要作用。晶状体内膜蛋白结构改变，导致细胞间正常的信息传递受影响引起晶状体混浊，如缝隙连接蛋白 GJA1、GJA3、GJA8 等。

3. 细胞骨架蛋白基因 细胞骨架和细胞质内晶状体蛋白交互作用形成细胞结构框架，是维持晶状体的正常发育和透明性的基础。晶状体细胞表达 3 种丝状结构，即微丝、微管和中间丝，能促进细胞质内离子交换及提高晶状体细胞适应力。念珠状纤维蛋白（beaded filament structural protein，BFSP）是一种特有的晶状体纤维细胞中间丝，可以与 α- 晶状体蛋白结合，参与构成细胞骨架。编码 BFSP 蛋白的基因异常表达可造成纤维细胞延长不全，引起晶状体混浊。

4. 代谢相关蛋白基因及其他　晶状体发育过程中的调控蛋白及与代谢有关的蛋白质表达异常引起晶状体混浊，导致白内障。例如，铁蛋白轻链（ferritin light chain，FTL）基因突变可导致高铁蛋白血症 - 白内障综合征，铁蛋白过度表达，晶状体内铁蛋白结晶从而形成面包屑样皮质及核混浊。

5. 生长和转录因子基因　生长和转录因子调控着晶状体分化时期许多组织特异性基因的转录活性。编码生长和转录因子的基因突变往往引起多种眼前段发育异常，特别是先天性白内障。例如，热休克转录因子 4（heat shock transcription factor 4，HSF4）、成对同源结构域转录因子 -3（paired-like homeodomain transcription factor 3，PITX3）等。

（二）环境因素

环境因素的影响是引起先天性白内障的另一重要原因。在母亲妊娠前 3 个月，胎儿晶状体囊膜尚未发育完全，不能抵御病毒的侵犯，而此时晶状体蛋白合成活跃。此时期的病毒感染即影响了胎儿晶状体上皮细胞的生长发育，同时又使晶状体代谢受干扰和破坏，晶状体蛋白合成异常导致晶状体混浊。先天性白内障可由多种宫内感染导致，包括风疹、弓形虫、麻疹、流感、水痘及单纯疱疹病毒等。其中风疹病毒感染致胎儿先天性白内障最常见，1964—1965 年美国风疹大流行期间，2 万名患风疹综合征婴儿中 50% 伴发先天性白内障。

妊娠期间营养不良、盆腔受放射线照射、服用某些药物（如大剂量四环素、激素、水杨酸制剂、抗凝剂等）、患系统疾病（心脏病、肾炎、糖尿病、贫血、甲亢、手足搐搦症等）、维生素

D 缺乏等，都可导致胎儿晶状体发育不良。此外，早产儿、胎儿宫内缺氧等也可引起先天性白内障。

（三）原因不明

多为散发病例，难以确定遗传因素及环境因素。这些病例中可能有一部分是遗传性的，但由于是第一代新的染色体显性基因突变且家族史为阴性，或隐性遗传的单发病例而难以诊断为遗传性。

二、混浊形态分类

先天性白内障患儿的视力预后取决于白内障发生时间、位置、形态及程度。根据混浊程度一般分为致密性和非致密性。而白内障的形态表现可以为追踪病因及视力预后提供重要线索。根据晶状体混浊的形态及密度不同，视力可以受到严重影响，或不受任何损害。值得注意的是，即使在同一家系中，不同个体间白内障形态也存在很大的差异。先天性白内障的形态特点主要包括以下类型。

（一）板层白内障

板层白内障又称绕核性白内障，是先天性白内障中最常见的类型，约占先天性白内障种类的 40%。常为双眼发病，并且可表现为不对称性。绕核性白内障是在透明的皮质和相对来说比较透明的核之间，呈向心性排列的乳白色薄层混浊。在混浊区的外层，有时可见到两种附加的带状混浊特征，一种是环绕板层混浊区之外一层或数层混浊，各层之间仍有透明皮质间隔；另一种是"V"字形混浊骑跨于板层混浊带前后，称为"骑子"。绕核性白内障通常为双侧发病，且有不对称性。在胎生期某一阶段，晶状体纤维形成过程中受到致病因素影响从而形成混浊。而致病因素一旦终止，其后形成的晶状体纤维仍是透明的。混浊的部位、厚度和深度取决于致病因素发生的时间和持续作用的长短。病变部位越靠近核心，范围也越小；相反，病变发生越晚、致病因素作用时间越久，混浊则越靠近表面，范围越广泛。

本病发生的原因是复杂的，目前已证实双眼患病的儿童多为常染色体显性遗传。胎生期形成的绕核性白内障通常具有遗传特性，且晶状体混浊区直径一般小于新生儿晶状体前表面直径。而出生后发生的绕核性白内障可以出现在婴幼儿早期，甚至青春期。有些绕核性白内障可随时间进展。混浊的部位更接近于囊膜，且混浊直径一般大于新生儿晶状体前表面直径。因此，测定混浊范围的大小，有助于判断绕核性白内障产生的时间。另外，一些散发的绕核性白内障，其发病可能与低钙血症、低血糖及母体营养不足等有关。例如，母体妊娠后几个月钙代谢异常可导致患儿绕核性白内障，且常伴有肌强直、甲状旁腺功能减退和手足搐搦等，也可能同时存在恒牙牙釉质发育不全。

（二）膜性白内障

晶状体纤维在宫内发生退行性病变，液化吸收后形成的一种薄的、纤维化的膜性混浊。比较少见。前后囊接触形成灰白色机化膜，其间可有晶状体纤维或上皮细胞残留，从而混浊薄厚不均，表面不规则。有时可伴有睫状突粘连于膜表面，或有血管长入。外伤性白内障后期也可形成膜性白内障。另外，膜性白内障也可见于先天性风疹、洛氏综合征中。

（三）极性白内障

晶状体前后极囊下皮质或囊膜的混浊。根据混浊位置的不同，可分为前极性、后极性和前后极性白内障。极性白内障一般具有遗传性。而婴幼儿眼外伤，尤其是微小的穿通伤，囊膜愈合后可形成瘢痕性混浊，当与此相鉴别。

前极性白内障临床上较为多见，可通过常染色体显性遗传。当胚胎期晶状体泡未从外胚叶完全脱离，形成前极囊下晶状体白色混浊，范围通常 < 3mm。有时前囊下上皮增生，使前表面稍突起，形成锥形白内障。有时或向后突入到晶状体板层。除混浊区外，晶状体核和皮质均透明。混浊局限且境界很清楚，

但裂隙灯检查下很难将混浊的皮质同囊膜相区分。虽然大多数患儿视力不受明显影响,但小部分病变呈现进展性,并导致斜视、屈光参差或弱视形成。而先天性前囊膜混浊常合并永存瞳孔膜或角膜混浊。裂隙灯检查可发现瞳孔中央相应部位囊膜呈灰白色混浊,可伴有色素沉着。如混浊范围很小,不会明显影响视力,则无须手术治疗。而在角膜溃疡穿孔,或穿孔伤致晶状体前囊与角膜接触形成粘连性角膜白斑的患者中,对应的前囊膜和囊膜下皮质均可发生混浊。这种混浊一般不具有进展性,但明显影响视力。这类晶状体前囊膜混浊应与先天性白内障相鉴别。

后极性白内障通常是位于后囊膜中央局限性白色混浊,边缘不整齐、形态不一(图6-1)。后极性白内障虽然相对少见,但影响视力程度较前极性白内障更为严重。后极性白内障常合并永存原始玻璃体增生症。混浊形态多样,自中心向赤道部伸展,但从不累及晶状体核。此外,后囊膜变薄,晶状体向后膨出形成后圆锥晶状体。这种晶状体结构的改变可引起近视及不规则散光,而后皮质逐渐混浊,发展为后囊下白内障。少数情况下,晶状体后囊膜发生破裂从而发生晶状体全混浊。

(四)缝性白内障

晶状体发育过程中,原始晶状体纤维末端连接成晶状体缝,即"Y"字缝,前极为正"Y"字缝,后极为倒"Y"字缝。缝性白内障即为Y字缝混浊,呈现特殊的三叉外观。单眼或双眼发病,病变多为静止,除非合并核或周围皮质混浊,一般影响视力不明显。缝状白内障为X连锁或常染色体隐性遗传。

(五)核性白内障

最常见的先天性白内障类型之一,约占先天性白内障的1/4。病变累及胚胎核和胎儿核,呈致密的白色混浊,通常为双眼发病。混浊位于晶状体核心部,完全遮挡瞳孔区,可严重影响视力。通常为常染色体显性遗传,极少数隐性遗传,偶有散发。核性白内障患儿常合并小眼球和小角膜。

（六）全白内障

临床上，先天性全白内障发病率仅次于绕核性白内障及核性白内障，约占总数的20%。全白内障是整个晶状体完全混浊，晶状体核呈致密白色混浊，有时呈现钙化变性，偶尔出现囊膜皱缩（图6-1）。由于不会有新的晶状体纤维生长，有时白内障全部液化，被吸收形成膜性白内障，甚至发生晶状体脱位。全白内障可由于多种因素引起，如整个胚胎发育期严重的平衡失调。大多情况下，全白内障完全阻断患儿视功能，建议尽早手术摘除。其他各种形态的先天性白内障自然发展也可能形成全白内障。由于全白内障亦可继发于眼后段病变，如肿瘤、视网膜脱离等，眼B超检查有助于鉴别诊断。而单眼全白内障患儿应排除眼外伤、弓蛔虫感染等可能。

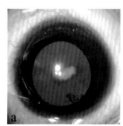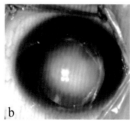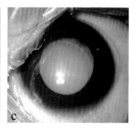

图6-1　先天性白内障混浊形态

a. 后极性白内障；b. 核性白内障；c. 全白内障。

（七）中央粉尘状白内障

一般在妊娠前期胚胎核受损所致，仅原始晶状体纤维受累，胎儿核不受影响。中央粉尘状白内障多为双眼发病，一般静止不变，对视力无明显影响。混浊呈粉尘状外观，裂隙灯下可见混浊区内密集的细小白点，位于"Y"字缝附近。

（八）发育性白内障

一般在出生后形成，先天性与成人白内障的过渡类型。混浊程度可随年龄增长而加重，但进展缓慢，一般不明显影响视力。发育性白内障多为一些沉积物聚集形成的混浊，而并非晶状体纤维本身。因此，形态上与晶状体纤维走行无关，多呈圆形或类圆形轮廓。根据混浊的形态学特点，发育性白内障可分为点状白内障和花状白内障两种类型。典型的点状白内障是细小圆点状混浊，散在分布于晶状体周边皮质，有时混浊可侵犯视轴区，在特殊情况下也可出现核性点状混浊。点状白内障一般为静止性，不影响视力，但需注意与花状白内障合并存在的类型。而花状白内障混浊呈斑点状，分布在晶状体周边部，环绕视轴向心排列，形似花冠。病变一般静止不变且不影响视力，但当混浊侵犯视轴区或合并囊膜下混浊，患儿视力受损。花状白内障一般发生在青春期，遗传方式为显性遗传。

三、临床表现及眼部体征

（一）白瞳症

成年白内障患者一般主诉视物模糊并逐渐加重而就诊。婴幼儿白内障患者，特别是单眼患儿，一般并无症状，因此经常延误诊断。只有当瞳孔区出现白色反光，即"白瞳症"时，方引起家长或医师的注意。但白瞳症并非先天性白内障特有体征，临床上应与其他病症加以鉴别。

（二）视力下降

晶状体周边部的轻度混浊可不影响视力；而在中央部的混浊，虽然可能范围小，但可以严重影响视力。

（三）眼球震颤

一般患有双眼致密混浊性白内障的患儿，不能注视而出现摆动性或跳动性眼球震颤。这种类型的眼球震颤往往提示视力低。在白内障术后眼球震颤可以减轻或消失。

（四）斜视

由于患儿视力低下或双眼视力不平衡，阻碍融合机制的形成，可造成眼位偏斜，并且逐渐加重。

（五）畏光

由于晶状体混浊引起光散射，可使患儿产生畏光症状，这种情况在有绕核性白内障的患儿中更易出现。

（六）合并其他的眼部异常

先天性白内障患儿可合并先天性小眼球，先天性小眼球的存在与白内障类型无关，且常合并其他眼部异常，如闭角型青光眼等。这类患儿视力预后极差，即使手术也不能获得满意的视力结果。此外，还可合并晶状体脱位、晶状体缺损、虹膜和脉络膜缺损、永存瞳孔膜、圆锥角膜等异常情况（图 6-2）。少数患儿可合并近视性视网膜脉络膜病变，视网膜变性，以及黄斑部营养不良等。

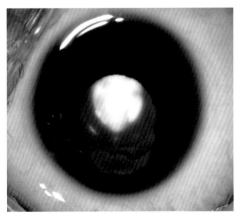

图 6-2　先天性白内障合并晶状体缺损、虹膜缺损

（七）合并相关多系统病变

在一些多系统病变中，晶状体混浊可以是其中一种临床表现。例如，Lowe 综合征（眼脑肾综合征）是一种 X 连锁隐性遗传病，几乎 100% 患者都会伴有白内障，而系统异常包括患

儿智力发育迟缓及肾小管酸中毒等。Alport 综合征（又称为眼耳肾综合征）特征性眼部病变为前圆锥形晶状体甚至前极性白内障，同时伴有肾功能进行性损害及听力障碍。

四、辅助检查

（一）病史

仔细询问儿童长辈相关病史，包括母亲妊娠期有无疾病史、服药史；婴幼儿时期有无全身或眼部疾病；有无先天性白内障家族史；有无放射线接触史；有无外伤史；有无猫、狗接触史等。回顾患儿以前的照片帮助了解白内障发生时间，对于判断视力预后有帮助。

（二）视力及散瞳验光

一般情况下，晶状体混浊越靠后，范围越大，越靠近视轴中心，越影响视力。使用"E"字视力表或图形视力表，或做注视玩具或灯光检查，都可以反映患儿视功能。另外，通过检影验光判断患儿是否存在屈光参差。

（三）眼部检查

所有白内障患儿都应进行彻底的眼科检查。裂隙灯检查判断晶状体混浊的范围和部位，以及散瞳前直接检眼镜或视网膜检影镜检查，确定白内障患眼视力受累程度。在散瞳后使用直接检眼镜评估红光反射有助于临床医师判断患儿是否能够从混浊周围观看。晶状体混浊范围直径 ≥ 3mm 通常会影响视力，但也有例外；直径 ≤ 3mm 会引起屈光参差从而导致弱视形成。视网膜检影镜检查时反光暗淡，表面白内障严重影响视力。

在单侧先天性白内障患儿中，要尤其注重检查是否合并其他眼前节异常，如小角膜、虹膜发育不全及青光眼等。测量患儿眼轴对于诊断小眼球具有重要意义，而小眼球往往提示晶状体混浊为先天性而非获得性。测定患儿眼位可以帮助判断白内障发生时间。双眼先天性白内障患儿大多是特发性、遗传性或继发于一些全身异常，更强调检查晶状体混浊的形态及相关全身症状、明确其家族史包括检查患儿直系亲属。

（四）眼底检查

若患儿配合度高，应进行彻底的视网膜和视神经检查。若配合欠佳或眼底窥不清时，通过眼 B 超检查排查眼后段病变，如视网膜脱离、眼内肿瘤等。

（五）全身其他检查

由于先天性白内障患儿常伴有全身病症，因此根据全身症状指导检查，而不仅仅是根据眼部发现。请儿科医师做全身检查，寻找相关病变。

1. *血液* 血钙、血磷及血糖检查，以排查低钙血症、甲状旁腺功能低下、低血糖及糖尿病等。血氨基酸水平测定有助于诊断先天性白内障合并代谢性疾病，如同型胱氨酸尿症、酪氨酸血症。

2. *尿液* 尿常规、尿氨基酸定量检查及成分检查，用以排除 Alport 综合征及 Lowe 综合征。

3. *其他* 取血清测定抗体滴度，以排除妊娠期感染风疹病毒可能。

五、鉴别诊断

白瞳症最常见的原因就是先天性白内障，临床诊断并不困难。然而，许多其他眼部先天异常，也可表现为白瞳症，其临床表现、处理原则和预后均不相同。因此，准确的诊断和鉴别诊断十分重要。

（一）早产儿视网膜病变（retinopathy of prematurity，ROP）

多发于早产儿，吸入高浓度氧是主要原因之一，也存在没有氧疗史而发生 ROP 的案例。通常为双眼发病，主要病变是在晶状体后面形成纤维血管组织，并向心性牵拉睫状体，可同时发生白内障和视网膜脱离。如晶状体透明，检查眼底可以发现视网膜血管扩张迂曲，周边部视网膜新生血管形成，伴视网膜水肿。常因视网膜脱离而出现白瞳症。

（二）永存原始玻璃体增生症（persistent fetal vasculature，PFV）

属于发育性眼部异常，多见于足月顺产患儿，90% 为单眼发病。原始玻璃体未退化并在晶状体后方增殖形成纤维膜，伴有不同程度的神经胶质和血管增生，中心部位最厚，临床上表现为白瞳症。病变可进展。晶状体后纤维膜可牵拉睫状突，引起视网膜脱离。通常伴有小眼球，并在出生时或出生后不久即出现白内障。晶状体向前推移，前房变浅可引起继发性青光眼。

（三）视网膜母细胞瘤

是儿童期最常见的眼内恶性肿瘤，多发生于 2—3 岁以前，但也有在出生后数月乃至数日发现白瞳症。由于肿瘤本身呈现乳白色或黄白色，当生长至一定大小，瞳孔区即可出现黄白色反光。可以单眼、双眼或多灶性发病。患儿还可表现为结膜充血水肿、虹膜新生血管、假性前房积脓和玻璃体种植。

（四）外层渗出性视网膜病变

外层渗出性视网膜病变又称作 Coats 病，典型改变为视网膜血管异常及视网膜渗出病变，病灶可位于任何象限，但以颞侧最为常见。视网膜动脉和静脉均受累，以动脉为主。血管扩张、迂曲，管径粗细不均，囊样、梭形扩张可排列呈串珠样，伴有新生血管和血管瘤形成。病变呈进展性。白瞳症继发于渗出性视网膜脱离或广泛的视网膜内和视网膜下渗出。外层渗出性视网膜病变通常发生于男性青少年，多为单眼发病。病变早期不易发现，直到视力显著减退，或出现白瞳症、知觉性外斜时才被注意。

（五）眼弓蛔虫病

犬弓蛔虫或猫弓蛔虫感染引起，多见于儿童，一般为单眼发病。最常见眼底出现肉芽肿性改变，可表现为视网膜局灶的白色隆起的肉芽肿，或弥漫性眼内炎。前房穿刺抽取房水检测抗弓蛔虫抗体对疾病的诊断有重要价值。

六、治疗

（一）手术时机的选择

为了避免由于先天性白内障造成不可逆的弱视，明显影响视力的晶状体混浊，应当尽早手术。但由于儿童眼球发育快、个体差异大、屈光状态不稳定等因素，其治疗较成人白内障更为复杂。对不能配合视力检查的婴幼儿，其手术指征为：晶状体混浊范围直径 > 3mm；致密的核性白内障；晶状体混浊已影响医师进行眼底检查或检影验光；对侧眼已行手术治疗的双眼先天性白内障；已出现斜视、眼球震颤等并发症。

先天性白内障发生在视觉发育关键期，一般认为是出生后2—3个月，若此阶段未行手术干预，异常的视觉刺激将引起外侧膝状核及纹状核皮质结构和功能异常，可能导致不可逆的视力丧失和永久性眼球震颤。出生时即有的致密单侧/双侧白内障，治疗的关键时期是出生后4—8周。对于致密的单侧白内障而言，出生后6周内进行白内障手术可获得良好的视力和立体视。研究发现，出生后6周内进行手术的白内障患儿，术后视力优于出生6周后接受手术者。双侧白内障患儿手术窗口期较单侧略微增宽，可延长至出生后8—10周。有学者发现，双眼致密性先天性白内障患者手术时机每延迟3周，视力将减少0.1logMAR。而在非致密性和部分性先天性白内障患儿中，约40%单侧和70%双眼患儿可获得20/60以上的视力。所有报道都强调了早期治疗的重要性。期间患儿父母的配合是非常重要的一部分，手术只是治疗方案的第一步，术后正确的光学矫正及规范的弱视训练才能获得较满意的视力。

（二）手术技术

儿童白内障摘除的手术技术包括玻璃体切割、灌注/抽吸、超声乳化或这些技术的组合，由于晶状体软而略带黏性，通常只用灌注/抽吸可清除晶状体核及皮质，如果较硬的核性白内障，可采用低能量超声乳化，然后灌注/抽吸吸除皮质。儿童的晶状体后囊在术后会迅速发生混浊，一般白内障摘除同时联合后囊切开或后囊连续环形撕囊（posterior continuous curvilinear capsulorhexis，PCCC），以及前段玻璃体切割术。术中需预留一部分周边囊膜作为支撑，以备二期人工晶状体植入，然后周边的晶状体上皮细胞利用囊膜、玻璃体前表面作为支架迅速增殖纤维化，可能使得中央切开的区域再次混浊，这导致患儿视觉重建受到影响，需要再次手术治疗。对于能够配合 YAG 激光后囊切开治疗的年长患儿来说，可选择不进行后囊膜切除联合前段玻璃体切割术。Vasavsda 等建议，5 岁以下患儿白内障摘除同时进行连续环形后囊撕开联合前部玻璃体切割术，可以减少后发障的形成。而另有研究提出，尽管联合前段玻璃体切割术保证了光学区的透明并降低了后囊膜混浊的发生率，却增加了人工晶状体（intraocular lens，IOL）囊袋内植入的难度，术后 IOL 易出现偏心，不利于儿童术后视力的恢复和双眼单视的建立，因此提出仅行 PCCC 而不进行前段玻璃体切除。Jensea 等则认为，年龄是儿童白内障手术后产生后囊膜混浊最重要的风险因素，＜ 6 岁的儿童应行 PCCC 联合前段玻璃体切割术；＞ 6 岁的患儿保留完整的后囊膜有助于 IOL 的稳定，术后若出现后囊膜混浊，患儿也能较好地配合 Nd：YAG 激光后囊切开治疗。

（三）人工晶状体植入

白内障摘除术后无晶状体眼呈高度远视状态，角膜接触镜和框架眼镜是临床上常用的矫正方法。但这两种方式在舒适度及患儿依从性方面都存在问题，一期(白内障摘除术后立即进行)或二期植入人工晶状体的应用越来越多。患儿人工晶状体植入眼内位置主要包括囊袋内或睫状沟两种。既往研究认为，由于婴幼儿眼轴快速增长，2岁之前植入IOL会出现较大近视漂移、明显炎症反应、后囊膜混浊等并发症。近年来，随着IOL结构设计、材料、手术技术等方面的发展，先天性白内障患儿IOL植入年龄有提前趋势。已有研究报道，6个月至2岁患儿行一期IOL植入术是可行且有效的，能促进术后视力及视觉重建。但也有研究不推荐1岁以内的患儿在先天性白内障摘除同时植入IOL，尽管手术安全可行，但术后存在较大的屈光变化、明显炎症反应及视轴区混浊发生率高等问题。

选择适合儿童的IOL应该考虑以下几个方面：具有生物相容性和无炎症性、不易促进晶状体上皮细胞增生、与婴幼儿眼球相匹配、随患儿眼球发育能保持稳定等。一些老式的折叠式硅凝胶IOL容易引起细胞沉着物，聚甲基丙烯酸甲酯（PMMA）IOL曾广泛应用于先天性白内障患儿中，后研究发现丙烯酸人工晶状体具有减少IOL细胞沉着和粘连、降低后囊膜混浊发生率且术后炎症反应轻等优点，已逐渐代替PMMA IOL。另外，IOL结构设计对于术后后囊膜混浊的发生率也有影响，方形边缘设计的IOL比圆形边缘设计的IOL混浊发生率更低。对于患有慢性葡萄膜炎的患儿，肝素表面修饰的IOL有助于减少术后IOL沉着物。

研究发现，近年来随着精准医疗的发展，多焦点IOL因在远、近距离均能提供较好的视力而在临床上广泛应用。然而在儿童中的应用存在较大争议，主要包括术后患儿弱视治疗的有效性及眼轴增长引起的屈光状态变化。

（四）人工晶状体度数的选择

儿童视觉发育是一个近视化的过程，为了达到理想的屈光程度，矫正远期屈光不正状态，准确计算IOL度数及选择合适的IOL特别重要。影响眼屈光状态的重要光学参数包括：角膜屈光度、前房深度、眼轴长度等。对年龄稍大可以较好合作的患儿，可用与成人相同的方法在术前测定。对年龄较小不能合作的患儿，测定需要在镇静或者全身麻醉状态下进行。进行眼球生物测量时一般首选 IOL Master 测量仪，因其具有非接触性、高分辨率、高精确性及操作简单等优势，也是目前眼前段生物测量的金标准。但当儿童配合度差、白内障密度过高时，IOL Master 无法适用，可选择 A 超检查。

　　儿童眼球与成人相比有眼轴短、角膜曲率大、前房浅等特点，这些特点在选择 IOL 计算公式时均需考虑。对于年龄较大（十几岁）的患儿来说，正视眼更容易接受，虽然短期的眼轴发育可能会引起轻度近视，但尚可保持较好的视力，而对于婴幼儿和年龄较小的患儿在 IOL 植入术后，要想达到理想的远期屈光效果，需要一些预留空间，以抵消儿童期的眼轴发育所导致的近视漂移。Enyedi 等基于年龄变化研究 IOL 度数，这种方法是目前较多儿童白内障专家运用的 IOL 度数计算方法，预留的目标屈光为（7 - 年龄）D，即年龄为 1 岁、2 岁、3 岁、4 岁、5 岁患儿术后目标屈光分别为 +6.00D、+5.00D、+4.00D、+3.00D、+2.00D。

　　对于先天性白内障患儿 IOL 计算公式的选择，目前国内外学者研究了各种应用于儿童白内障公式的准确性，但目前为止，仍无共识性优化公式提出。成人常用的 IOL 计算公式，如 SRK Ⅱ、SRK/T、Holladay 1 和 Hoffer Q 等，也同样适用于儿童。Andreo 等在预测平均屈光度时发现以上四种公式预测的结果相似，Nihalani 等发现这四种公式的预测误差也相似，但对眼轴 < 22mm 和年龄 < 2 岁的患儿时准确性较差。后有研究发现，与以上公式相比，Holladay 2 公式对于所有的儿童白内障其预测误差均最低，尤其在眼轴 < 22mm 的患儿中，其预测误差较低。但该公式需要眼前段生物参数较多（详见表 6-1），对患儿的配合有一定要求。Vasavada 等研究发现，SRK/T 和 Holladay 2 公式的预测误差较低，并且个性化的 IOL 计算常数可明显降低所有公式（除 Hoffer Q）的预测误差，尤其对于轴

眼＜20mm，SRK/T 和 Holladay 2 公式计算的预测误差最低。而另有研究发现，Haigis 和 Barrett Universal Ⅱ 公式在 2 岁以上且眼轴＞21mm 的儿童中，准确性更好。近年来也有研究认为，在短眼轴患儿中，Barrett Universal Ⅱ 公式要明显优于 SRK/T 和 Hoffer Q 公式。有学者还提出，可应用 Piggyback IOL 来解决儿童术后近视漂移问题。近期出现的 Hill-RBF 人工智能公式，RBF 公式是基于 Lenstar 900 生物测量仪（Haag-Streit）和植入 Acrysof IQ SN60WF IOL 的患者资料所开发的人工晶状体屈光度计算公式。RBF 可不受机器测量误差的影响，并且无须优化常熟，这可能为以后儿童 IOL 精准计算提供又一方法。

表 6-1   常见人工晶状体计算公式所需变量

公式	计算所需变量
Holladay 1	AL，K
SRK/T	AL，K
Hoffer Q	AL，K
Holladay 2	AL，K，ACD，WTW，LT，屈光状态
Haigis	AL，K，ACD
Barrett Universal Ⅱ	AL，K，ACD（WTW，LT 可选）

注：K，角膜曲率；AL，眼轴；ACD，前房深度；WTW，角膜白到白直径；LT，晶状体厚度。

（五）弱视训练

先天性白内障发生于婴幼儿视觉发育的关键时期，此时的形觉剥夺可造成患儿黄斑无法正常发育造成视功能损害，形成弱视、立体视觉受损、色觉受损及眼球震颤等。白内障术后定期屈光矫正、规范积极的弱视训练和长期随访对于视觉重建具有至关重要的作用。治疗弱视的原则为矫正眼位、消除抑制、提高视力、锻炼黄斑的固视及融合功能。弱视训练建议转诊至视光学专家及高级验光师，给予患儿验光配镜和规范的弱视治疗。眼科医师在术前对患儿家长要进行宣教，加强对弱视训练重要性的意识。

由于单眼先天性白内障的预后往往较双眼差，术后的视功能重建尤其是健眼遮盖疗法非常重要。传统的全天遮盖疗法目前逐渐被部分遮盖疗法所取代。IATS（Infant Aphakia Treatment Study）研究中，健眼遮盖时间为每月龄每天增加 1 小时；患儿 8 个月大后，一半的清醒时间遮盖健眼。结果显示，遮盖治疗依从性良好的患儿 1 岁时的视力更好，在植入 IOL 的患儿中更为显著。IATS 小组研究表明，有立体视的患儿手术时的年龄更小，且术后视力更好。单眼白内障术后遮盖健眼，可根据年龄增长逐渐延长遮盖时间。3 岁患儿可遮盖 3 天放开 1 天，6 岁时可遮盖 6 天放开 1 天，遮盖时间以健眼视力不下降为准。对于双眼白内障应尽量缩短双眼手术间隔时间，以防止第二只眼形成弱视，遮盖的时间比例要根据患儿的视力来确定。

遮盖治疗的同时可配合精细作业训练，如增加近距离用眼活动(阅读、串珠子等)。除此之外，物理治疗如红光闪烁仪刺激、光栅刺激等均可提高黄斑区细胞的感知能力，改善患者的注视功能。近年来，多媒体训练系统的研发为患儿增加治疗的趣味性，并缩短了治疗时间，从而提高了患儿的依从性。近年来，一些神经递质类的兴奋性药物(如左旋多巴)应用于弱视的治疗。此外，随着对弱视的视皮质发病机制的进一步认识，有学者开始采用皮质刺激手段来进行弱视治疗。

（六）药物治疗

对于混浊较小或红光反射证明视力没有受到明显影响的白内障患者，在手术治疗前都应考虑尝试遮盖治疗。对于小的中央型混浊（3mm 以下）可进行散瞳治疗。如果遮盖或散瞳以后视力提高到 20/60 以上，可不需手术治疗，进行密切随访。对于需要长期维持瞳孔散大并且视力明显提高的患者，可考虑进行光学性虹膜切除术。伴有其他相关眼部异常时也可考虑光学性虹膜切除术，如 Peters 异常，患者角膜和晶状体为中央型混浊，而周边角膜和晶状体透明。由于视力预后较差，相较于角膜移植联合白内障摘除来说，光学性虹膜切除可能是更好的治疗方案。

七、术中并发症

随着现代手术仪器及技术的发展，术中并发症发生率明显减少。部分先天性白内障患儿由于瞳孔开大肌发育不良，散瞳剂无法充分散大瞳孔。在进行眼前段操作时，需谨慎操作，注意防止损伤虹膜。虹膜损伤会导致术中出血和术后前房积血、炎症反应明显等。手术步骤的增多会导致术中并发症增多。IATS 研究 114 例婴儿单眼先天性白内障手术并发症，发现联合植入 IOL 组的并发症发生率较不植入 IOL 组高。发生率较高的并发症分别为虹膜脱出（14.9%）、术中出血（4.4%）及虹膜损伤（3.5%）。所有的术中出血都需要在结束手术前彻底止血。其他术中并发症包括晶状体皮质残留、角膜雾状水肿、瞳孔缩小、晶状体碎片落入玻璃体腔及后囊膜破裂等。

八、术后常见并发症

所有发生在成人白内障术后的并发症在儿童中都能出现，且儿童术后并发症发生率远高于成人。主要与以下因素有关：眼球偏小、术后炎症反应重、常合并其他眼部异常、术后检查不配合等。< 6 个月的患儿，并发症的发生率可能更高。

先天性白内障患儿术后可发生眼内炎、一过性角膜水肿、视网膜脱离、出血性视网膜病变等。术后眼内炎发生率约为万分之七，常见感染菌种为葡萄球菌和链球菌。前房积脓是最常见的体征，早期诊断及干预对于挽救患儿眼球十分重要。一旦发生眼内炎，患儿视力将受到极大的影响，因此术前需注意排查合并鼻泪管阻塞、睑周湿疹及上呼吸道感染等情况。另外，以下几种术后并发症在儿童中的发生率明显高于成人。

（一）非感染性炎症反应

儿童白内障术后早期炎症反应较成人更为明显，血眼屏障的损伤及前房纤维蛋白形成是炎症反应的主要原因。严重的术后炎症反应将导致患儿瞳孔区纤维膜形成、虹膜后粘连、周边虹膜前粘连等，若明显影响患儿视力或引起继发性青光眼，可能需要再次手术治疗。儿童发生眼前节毒性综合征（toxic anterior segment syndrome，TASS）多发生于术后早期，主要表现为非感染性眼内炎，危险因素包括眼内灌注液的成分、pH、黏弹剂及环氧乙烷消毒的玻璃体切割敷料包等。

（二）视轴区混浊（visual axis opacity）

视轴区混浊是先天性白内障术后最常见的并发症，即使手术时已行后囊切开联合前段玻璃体切割术，残留的晶状体上皮细胞仍可移行到人工晶状体表面、玻璃体前界膜表面进行增殖，导致视轴再次混浊。完整的玻璃体前界膜不仅可以作为晶状体上皮细胞增生的支架，还为化生的色素上皮细胞及因房水屏障破坏而产生的细胞提供支架，易形成渗出性纤维膜，手术中尽量减少对虹膜的刺激，术后激素和睫状肌麻痹剂的眼部使用可减少渗出膜的形成。

视轴区混浊与患儿手术时的年龄也密切相关，年龄越小发生率越高，彻底清除残留的晶状体上皮细胞是防止混浊发生的关键步骤。但是，切除后囊膜及前玻璃体范围过大，增加了 IOL 脱位的风险，同时后囊膜屏障被彻底破坏，易发生黄斑囊样水肿及视网膜脱离等，因此选择恰当的后囊膜切开直径大小尤为重要。Kugelberg 和 Zetterström 研究发现，手术时年龄 < 7 岁的患儿后发障发生率较高。此外，视轴区混浊也与 IOL 材

料和结构设计有关。若视轴区混浊影响患儿视力，需要行 Nd：YAG 激光后囊膜切开或 IOL 置换手术治疗。

（三）切口渗漏

切口渗漏是儿童白内障术后常见的并发症之一，术后浅前房是其眼部体征之一。切口渗漏严重，可能会引起术后前房消失、虹膜脱出甚至眼内炎等并发症。对于儿童白内障手术切口的选择，目前大多数医师更倾向于巩膜隧道切口或者角膜缘切口。缝合手术切口是减少术后切口渗漏的有效手段之一。近年来，25G 玻璃体切割头在儿童白内障手术中的应用越来越多，更小的手术切口可避免缝合及缝线引起的问题（如缝线松脱、散光增大等）。

（四）继发性青光眼

继发性青光眼是先天性白内障术后常见并发症，发病率为 3%～32%，且对视力有极大损害。术后短期即发生的青光眼通常与术后早期眼内炎症反应重、瞳孔区渗出膜形成瞳孔阻滞、玻璃体脱出至前房、周边虹膜前粘连等有关，可以对症处理，如术后局部使用激素和散瞳眼液、前部玻璃体切除较深、做周边虹膜切除。开角型青光眼也是术后继发性青光眼的一种常见类型，可发生于术后数月或数年内，发生机制可能与房水中的物质损害了小梁网有关，部分患儿可以通过局部用药控制眼压，而对于药物无法控制眼压的患儿，需要行小梁切除术或引流阀植入术等。临床中需要注意，诊断青光眼或高眼压时不能仅仅根据眼压进行判断，角膜中央厚度对眼压的高低有重要的影响。

（五）近视漂移

近视漂移是指随着年龄的增长，儿童眼轴逐渐变长，角膜曲率逐渐变小，晶状体的屈光力也会自然减小，眼球的屈光度略向近视方向发展。在眼球生长发育过程中，晶状体屈光力由出生时平均 +34.0D 降至成年时的 +19.0D，然而植入的人工晶状体度数却无法改变，这种调节力的丧失使近视漂移变得更大。

有研究对 1 岁以下的先天性白内障患儿术后进行观察，发现 1 岁的患儿术后近视漂移平均为 4.83D，而 9 个月患儿术后近视漂移平均为 5.3D，因此手术选择 IOL 保留的远视度数时，应参照患儿的年龄，且年龄越小保留的远视度数越大。若术后出现近视漂移，可选择框架眼镜或角膜接触镜矫正。但当近视漂移度数高，或引起双眼屈光参差、视物无法融合时，择期考虑 IOL 置换手术治疗。

（六）IOL 偏心及夹持

悬韧带损伤、断裂或囊袋支持力不足可引起 IOL 偏心。手术将 IOL 固定于囊袋内或将 IOL 光学区嵌顿于环形撕囊的开口处，可减少术后偏心发生。严重 IOL 偏心或脱位会显著影响患儿视力，需手术调整 IOL 位置。IOL 夹持多发生于 IOL 光学直径 < 6mm 或 IOL 植入睫状沟的患儿，可同时伴有视轴区混浊和虹膜后粘连。若患儿未伴发视力下降，继发性青光眼等并发症可暂不予以处理。

九、视力预后

一般来说，儿童白内障的视力预后取决于发病年龄、白内障的类型、单侧或双侧、伴随的其他眼部异常、术后有无并发症及其严重程度，以及术后的屈光纠正及弱视训练。其中早发现早治疗、正确规范的光学矫正、积极的弱视训练在一些病例中仍可以获得很好的视力。单眼白内障患儿预后相对较差，早期手术对单眼白内障的患儿尤为重要，而且术后密切随访，对屈光不正的规范化治疗及对弱视的训练也很重要。手术治疗只是先天性白内障视力康复中的一部分，术后屈光矫正及弱视训练同样重要，需要临床医师、患儿父母及患儿相互配合，共同努力使患儿术后视力达到最佳。

（张英蕾　竺向佳）

参 考 文 献

[1] 聂文英, 吴汉荣, 戚以胜, 等. 新生儿眼病筛查的初步研究. 中华眼科杂志, 2008, 44(6):497-502.

[2] Lambert SR. The timing of surgery for congenital cataracts:Minimizing the risk of glaucoma following cataract surgery while optimizing the visual outcome. Journal of AAPOS, 2016, 20(3):191-192.

[3] Lloyd IC, Ashworth J, Biswas S. Advances in the management of congenital and infantile cataract. Eye, 2007, 21(10):1301-1309.

[4] Chak M, Wade A, Rahi JS. Long-term visual acuity and its predictors after surgery for congenital cataract:findings of the British congenital cataract study. Investigative ophthalmology & visual science, 2006, 47(10):4262-4269.

[5] Birch EE, Stager D, Leffler J, et al. Early treatment of congenital unilateral cataract minimizes unequal competition. Investigative ophthalmology & visual science, 1998, 39(9):1560-1566.

[6] Wright KW, Christensen LE, Noguchi BA. Results of late surgery for presumed congenital cataracts. American journal of ophthalmology, 1992, 114(4):409-415.

[7] Kushner BJ. Visual results after surgery for monocular juvenile cataracts of undetermined onset. American journal of ophthalmology, 1986, 102(4):468-472.

[8] Lin AA, Buckley EG. Update on pediatric cataract surgery and intraocular lens implantation. Current opinion in ophthalmology, 2010, 21(1):55-59.

[9] Vasavada AR, Trivedi RH, Singh R. Necessity of vitrectomy when optic capture is performed in children older than 5 years. Journal of cataract and refractive surgery, 2001, 27(8):1185-1193.

[10] Fenton S, O'Keefe M. Primary posterior capsulorhexis without anterior vitrectomy in pediatric cataract surgery:longer-term outcome. Journal of cataract and refractive surgery, 1999, 25(6):763-767.

[10] Jensen AA, Basti S, Greenwald MJ, et al. When may the posterior capsule be preserved in pediatric intraocular lens surgery?

Ophthalmology, 2002, 109(2):324-327.

[12] Lambert SR, Lynn MJ, Hartmann EE, et al. Comparison of contact lens and intraocular lens correction of monocular aphakia during infancy:a randomized clinical trial of HOTV optotype acuity at age 4. 5 years and clinical findings at age 5 years. JAMA ophthalmology, 2014, 132(6):676-682.

[13] Plager DA, Lynn MJ, Buckley EG, et al. Complications in the first 5 years following cataract surgery in infants with and without intraocular lens implantation in the Infant Aphakia Treatment Study. American journal of ophthalmology, 2014, 158(5):892-898.

[14] Weakley DR Jr, Lynn MJ, Dubois L, et al. Myopic Shift 5 Years after Intraocular Lens Implantation in the Infant Aphakia Treatment Study. Ophthalmology, 2017, 124(6):822-827.

[15] Ursell PG, Spalton DJ, Pande MV, et al. Relationship between intraocular lens biomaterials and posterior capsule opacification. Journal of cataract and refractive surgery, 1998, 24(3):352-360.

[16] Hollick EJ, Spalton DJ, Ursell PG, et al. The effect of polymethylmethacrylate, silicone, and polyacrylic intraocular lenses on posterior capsular opacification 3 years after cataract surgery. Ophthalmology, 1999, 106(1):49-54.

[17] Trivedi RH, Wilson ME Jr. Single-piece acrylic intraocular lens implantation in children. Journal of cataract and refractive surgery, 2003, 29(9):1738-1743.

[18] Müllner-Eidenböck A, Amon M, Moser E, et al. Morphological and functional results of AcrySof intraocular lens implantation in children:prospective randomized study of age-related surgical management. Journal of cataract and refractive surgery, 2003, 29(2):285-293.

[19] Küchle M, Lausen B, Gusek-Schneider GC. Results and complications of hydrophobic acrylic vs PMMA posterior chamber lenses in children under 17 years of age. Graefe's archive for clinical and experimental ophthalmology, 2003, 241(8):637-641.

[20] Lundvall A, Zetterström C. Cataract extraction and intraocular lens implantation in children with uveitis. The British journal of ophthalmology, 2000, 84(7):791-793.

[21] Enyedi LB, Peterseim MW, Freedman SF, et al. Refractive changes after pediatric intraocular lens implantation. American journal of ophthalmology, 1998, 126(6):772-781.

[22] Awner S, Buckley EG, DeVaro JM, et al. Unilateral pseudophakia in children under 4 years. Journal of pediatric ophthalmology and strabismus, 1996, 33(4):230-236.

[23] Andreo LK, Wilson ME, Saunders RA. Predictive value of regression and theoretical IOL formulas in pediatric intraocular lens implantation. Journal of pediatric ophthalmology and strabismus, 1997, 34(4):240-243.

[24] Nihalani BR, VanderVeen DK. Comparison of intraocular lens power calculation formulae in pediatric eyes. Ophthalmology, 2010, 117(8):1493-1499.

[25] Trivedi RH, Wilson ME, Reardon W. Accuracy of the Holladay 2 intraocular lens formula for pediatric eyes in the absence of preoperative refraction. Journal of cataract and refractive surgery, 2011, 37(7):1239-1243.

[26] Vasavada V, Shah SK, Vasavada VA, et al. Comparison of IOL power calculation formulae for pediatric eyes. Eye, 2016, 30(9):1242-1250.

[27] Chang P, Lin L, Li Z, et al. Accuracy of 8 intraocular lens power calculation formulas in pediatric cataract patients. Graefe's archive for clinical and experimental ophthalmology, 2020, 258(5):1123-1131.

[28] Eppley SE, Arnold BF, Tadros D, et al. Accuracy of a universal theoretical formula for power calculation in pediatric intraocular lens implantation. Journal of cataract and refractive surgery, 2021, 47(5):599-605.

[29] Drews-Botsch CD, Celano M, Kruger S, et al. Adherence to occlusion therapy in the first six months of follow-up and visual acuity among participants in the Infant Aphakia Treatment Study (IATS). Investigative

ophthalmology & visual science, 2012, 53(7):3368-3375.

[30] Drews-Botsch C, Celano M, Cotsonis G, et al. Association Between Occlusion Therapy and Optotype Visual Acuity in Children Using Data From the Infant Aphakia Treatment Study:A Secondary Analysis of a Randomized Clinical Trial. JAMA ophthalmology, 2016, 134(8):863-869.

[31] Plager DA, Lynn MJ, Buckley EG, et al. Complications, adverse events, and additional intraocular surgery 1 year after cataract surgery in the infant Aphakia Treatment Study. Ophthalmology, 2011, 118(12):2330-2334.

[32] Ari S, Caca I, Sahin A, et al. Toxic anterior segment syndrome subsequent to pediatric cataract surgery. Cutaneous and ocular toxicology, 2012, 31(1):53-57.

[33] Kugelberg M, Zetterström C. Pediatric cataract surgery with or without anterior vitrectomy. Journal of cataract and refractive surgery, 2002, 28(10):1770-1773.

[34] Lloyd IC, Ashworth J, Biswas S, et al. . Advances in the management of congenital and infantile cataract. Eye, 2007, 21(10):1301-1309.

第二节　其他晶状体异常

一、儿童晶状体异位

晶状体异位是指眼部的晶状体脱离正常解剖位置，包括全脱位及半脱位。全脱位是晶状体完全与睫状体脱离，而半脱位是部分晶状体仍附着于睫状体。

（一）病因

1. 先天性晶状体异位

（1）眼部异常相关

①单纯性晶状体异位：悬韧带发育不良导致，可能与中胚叶发育紊乱有关系。

②合并晶状体或眼部异常：所有与晶状体或眼部异常有关的晶状体脱位都与前房角或虹膜的异常有关系。

● 眼部组织缺损：为胚裂闭合不全所致，非进展性病变，可累及葡萄膜和视神经，一般缺损位置在下方，连接缺损虹膜的悬韧带可能受累，受累区域的晶状体赤道部趋于扁平，严重者可向颞上脱位。

● 先天性无虹膜：由 PAX6 基因单倍体不足引起的双眼障碍，虹膜多发育不全，受累范围大小不一，其悬韧带的退化及断裂可导致晶状体不全脱位。

● 晶状体和瞳孔异位：常染色体隐性遗传，非进展性病变，由神经外胚层组织发育异常引起，虹膜色素上皮、瞳孔开大肌及悬韧带均可受累，瞳孔及晶状体向相反的方向移位，一般瞳孔向鼻下方，晶状体向颞上方移位，典型的双侧不对称。

（2）全身性疾病相关

① Marfan 综合征：常染色体显性遗传病，主要为 FBN1 基因突变，中胚叶发育异常所致，以心血管、骨骼肌肉及眼部多系统异常为特征。晶状体半脱位是最常见的眼部表现，50% ～ 80% 患者可出现，多见于向颞上方移位，易出现视网膜脱离；典型的心血管异常包括主动脉根部扩张、主动脉瓣反流，二尖瓣脱垂和主动脉瘤；骨骼肌肉系统异常包括身材细长、蜘蛛指及胸廓畸形等。

② Weill-Marchesani 综合征：常染色体隐性遗传病，由 ADAMTS10、ADAMTS14 或 LTBP2 等位基因突变或 FBN1 杂合基因突变导致。患儿均有身材矮小、短指/趾畸形、关节僵硬和晶状体异常。最常见的眼部表现为晶状体脱位和小球形晶状体，发生率为 64% ～ 94%，常向鼻下方脱位，可伴有瞳孔阻滞性青光眼。

（3）代谢性疾病

①同型胱氨酸尿症：常染色体隐性遗传病，由于 β - 胱硫

醚合成酶基因突变导致酶的缺失，甲硫氨酸降解中断，中间产物同型胱氨酸蓄积引起。晶状体脱位是同型胱氨酸尿症最常见的眼部表现，呈进行性发展，在未经治疗的人群中可达 90%，如悬韧带完全断裂，晶状体可脱位至前房引起急性青光眼发作，也常伴近视及视网膜脱离。

②亚硫酸盐氧化酶缺乏症：非常罕见，由于亚硫酸盐氧化酶缺乏，亚硫酸盐异常堆积所致。在婴儿期有晶状体异位、癫痫发作和严重神经发育迟滞等表现，常在出生后早期死亡。

③高赖氨酸血症：常染色体隐性遗传病，由于分解赖氨酸酶缺乏导致血中赖氨酸浓度异常增高所致，一般全身症状不明显，少数有发育迟滞表现。

（4）Ehlers-Danlos 综合征

复杂的遗传异质性结缔组织疾病，分为 6 型，晶状体脱位主要发生在 I 型 Ehlers-Danlos 综合征中，大多数表型有皮肤弹性过度、关节松弛易脱白等全身表现。

2. 外伤性晶状体异位　穿通伤和钝挫伤均可导致晶状体脱位。穿通伤中，晶状体可完全脱离至眼外丢失。钝挫伤由于高能量对眼球的撞击常导致部分悬韧带断裂引起晶状体不全脱位。外伤导致的晶状体异位常伴有其他眼部损伤，如前房积血、虹膜根部离断、房角后退、脉络膜视网膜损伤等。

（二）临床症状及眼部体征

1. 临床症状　患儿逐渐或突然出现屈光不正，多数为高度近视，还可出现单眼复视，可导致视力轻度至重度下降。如出现继发瞳孔阻滞性青光眼，可引起眼部疼痛等。

2. 眼部体征

（1）晶状体半脱位：也称晶状体不全脱位，瞳孔区可见到部分晶状体，散瞳或非散瞳状态下，可见到部分晶状体赤道部（图 6-3），这一区域的晶状体悬韧带断裂或缺失，可伴有局部前房加深、虹膜震颤及玻璃体疝。检眼镜进行眼底检查可见新月形眼底和双眼底像，是由于光线部分通过晶状体，部分未通过晶状体所致。

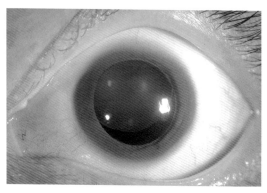

图 6-3　晶状体半脱位

（2）晶状体全脱位：晶状体完全脱离瞳孔区，根据晶状体脱离位置不同，分为以下三类。

①晶状体脱入前房：大多数沉在前房下方，呈现油滴状。

②晶状体脱入玻璃体腔（图 6-4）：早期可在下方玻璃体腔见到可活动的透明晶状体，晚期晶状体逐渐混浊，并可与视网膜发生粘连而固定。

③瞳孔嵌顿：晶状体全周与睫状体脱离，并倾斜嵌顿于瞳孔，一部分进入前房，一部分位于后房。

（三）并发症

1. 继发性葡萄膜炎　葡萄膜组织受脱位晶状体的机械刺激可引起炎症反应，若外伤性晶状体半脱位或其他原因出现晶状体皮质溢出，则会产生晶状体过敏性葡萄膜炎。

2. 继发性青光眼　晶状体或玻璃体疝嵌顿可引起瞳孔阻滞，影响房水循环，可导致急性眼压升高；反复发作者常导致无晶状体恶性青光眼，晶状体破裂、皮质溢出可导致晶状体溶解性青光眼。此外，眼球钝挫伤后引发的晶状体脱位可合并房角后退导致的继发性青光眼。

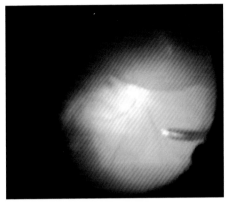

图6-4 晶状体全脱位至玻璃体腔

3. 视网膜脱离 常见于先天性异常如 Marfan 综合征及外伤所致的晶状体脱位。

4. 角膜混浊 脱位的晶状体损伤角膜内皮或继发青光眼可引起角膜混浊。

（四）辅助检查

1. B超检查 观察晶状体位置，是否合并有玻璃体及视网膜异常。

2. UBM 检查 观察房角、晶状体位置及悬韧带情况。

3. X 线检查 Marfan 综合征和 Marchesani 综合征均有骨骼系统异常表现。

4. 超声心动图检查 Marfan 综合征合并有心血管系统异常表现，典型的心血管异常，包括主动脉根部扩张、主动脉瓣反流、二尖瓣脱垂和主动脉瘤。

5. 实验室检查 血、尿同型胱氨酸、亚硫酸盐氧化酶、血赖氨酸等是否正常。

6. 染色体及基因检查 全身遗传性疾病合并晶状体异位的

可通过基因检查确诊。

（五）治疗方法

1. 非手术治疗　适用于未发生并发症的晶状体脱位患儿。首先采用试戴框架眼镜或接触镜，其成功率取决于晶状体的脱位程度。对称且程度较小的脱位，戴镜一般可达到满意矫正效果；脱位非对称，接触镜矫正效果更佳，可减少物像不等的症状；脱位程度较大，但视轴区仍有部分晶状体时，较难通过光学矫正获得满意视力；当晶状体全脱位远离视轴区时，可通过光学矫正获得较理想的视力。

2. 手术治疗　晶状体全脱位至前房通常需要手术去除，以防止继发性青光眼及角膜损伤。晶状体全脱位至玻璃体腔更容易耐受，可予以观察，如发生继发性葡萄膜炎、青光眼或视网膜脱离等情况需要手术治疗。晶状体半脱位如光学矫正效果不佳也可考虑手术治疗。

（1）晶状体切除术：脱入前房的晶状体可从角巩膜缘做切口摘除或经前部角膜缘入路，采用微切口玻璃体切割器切除；半脱位的晶状体可通过前部角膜缘或睫状体平坦部入路切除；全脱离至玻璃体腔的晶状体可通过睫状体平坦部入路切除。晶状体切除后可 I 期或 II 期植入人工晶状体，植入方式包括巩膜缝线固定即人工晶状体悬吊术、巩膜层间固定等。带虹膜夹及前房型人工晶状体由于远期并发症较多，已逐步在临床淘汰。

（2）超声乳化合并囊袋张力环及人工晶状体植入术：随着晶状体手术技术及辅助器械的发展，近年对于晶状体不全脱位的患儿大多采用超声乳化合并囊袋张力环及人工晶状体植入术。术中采用临时囊袋拉钩辅助固定囊袋后超声乳化吸除人工晶状体，对于脱位范围不超过 120° 的患儿可以植入普通囊袋张力环固定囊袋，而脱位范围 > 120° 的应植入带有悬吊拉钩的改良囊袋张力环，120° ～ 180° 脱位可植入单钩改良囊袋张力环，> 180°的脱位建议植入双钩改良囊袋张力环，之后可在囊袋内植入可折叠人工晶状体。该方法相比传统晶状体切除术创伤小、恢复快，尽量保持眼球原有解剖状态，不破坏玻璃体前界膜，可减少视网膜脱离等严重并发症的发生率，在临床上取得较好的疗效。

（3）超声乳化合并永久性囊袋拉钩及人工晶状体植入术：近年来，对于部分晶状体不全脱位患儿，也有研究者尝试采用5-0 聚丙烯缝线制作永久可植入性囊袋拉钩经巩膜缝合固定囊袋后植入人工晶状体的手术方式取得一定效果，但远期疗效还有待进一步验证。

3. 后续治疗

（1）术后无晶状体眼屈光矫正：对于 Ⅰ 期晶状体切除手术年龄较小的患儿未植入人工晶状体的无晶状体眼状态，可采用佩戴框架眼镜及角膜接触镜矫正，建议待患儿 7 周岁后考虑 Ⅱ期人工晶状体悬吊手术。

（2）弱视训练：先天性晶状体脱位术后患儿可能合并存在弱视，除外矫正屈光状态，需要积极地进行弱视训练治疗，如遮盖健眼等，以达到提升视力的目的。

二、先天性晶状体异常

先天性晶状体异常包括晶状体形成异常、形态异常、透明度异常及位置异常等，发生于胚胎晶状体泡形成至出生的不同阶段。透明度异常即先天性白内障，位置异常即晶状体异位，本节不再赘述。

（一）晶状体形成异常

1. 先天性无晶状体　胚胎 4mm 长时，视泡未能刺激外胚层的表层细胞，未形成晶状体板，为原发性无晶状体，较为罕见。晶状体形成后在发育过程中囊膜破坏，皮质吸收，在婴儿出生后瞳孔区仅有灰白色膜状物残存，为继发性无晶状体，多合并小眼球及眼部其他结构发育不良。

2. 晶状体形成不全　胚胎期晶状体泡未能与表面外胚层分离或分离延迟所致。晶状体纤维发育不全导致晶状体双核、无核或异常裂隙表现。

（二）晶状体畸形

1.球形晶状体或小球形晶状体 晶状体呈球形，体积小，厚度增加，曲率改变，可导致晶状体性近视，充分散瞳后，晶状体赤道部和悬韧带可完全暴露（图6-5）。球形晶状体容易因为悬韧带松弛，晶状体变凸而引起瞳孔阻滞性青光眼，此时切忌使用缩瞳剂，会因睫状肌收缩而使悬韧带更加松弛，从而加重瞳孔阻滞。

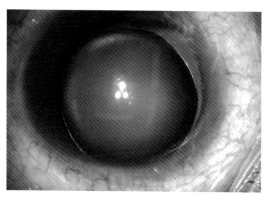

图6-5 球形晶状体

详细询问病史，在排除头部及眼部的外伤史后，可进一步进行遗传及代谢方面的检测以明确病因，治疗方法同晶状体异位，目前保留晶状体囊袋的超声乳化合并改良张力环及人工晶状体植入术已逐步取代晶状体切除术，成为首要治疗手段。

2.圆锥形晶状体 分为前圆锥形及后圆锥形晶状体。

（1）前圆锥形晶状体：是晶状体的前囊向前弓形突出，常伴有晶状体的混浊（图6-6），可能与前囊下型或前极型白内障有关。也可发生于Alport综合征患儿，为一种伴出血性肾炎和感音神经性耳聋的遗传性疾病，85%为X连锁染色体遗传。部分患儿也可因外伤引起。常双眼发病，裂隙灯检查可看到晶状体前囊中央圆锥形向前突出，红光反射下出现中央油滴状。前圆锥为 2 ～ 3mm，无明显症状，如较大则会引起视物模糊及弱视。治疗首先进行屈光矫正及弱视治疗，如较小的病变可采用药物性散瞳，如合并明显影响视力的晶状体混浊则需进行白内障摘除，非手术治疗不能改善视力者也可进行晶状体吸除合并人工晶状体植入手术，对于 Alport 综合征患儿还需转诊治疗肾脏疾病及听力损失。

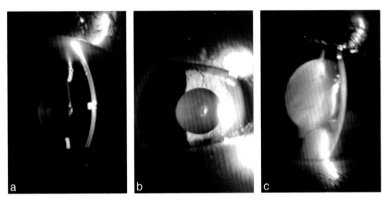

图 6-6　前圆锥形晶状体伴前囊破裂

Alport 综合征患儿。a. 右眼前圆锥形晶状体；b. 晶状体前囊缺损；c. 左眼前囊破裂伴皮质溢出。

引用自 van der Westhuizen DP，Stuart KV. Bilateral spontaneous anterior lens capsule ruptures in a child:A rare presentation of Alport syndrome. Am J Ophthalmol Case Rep 2020, (20):100896.

（2）后圆锥形晶状体：是晶状体后囊变薄且中央向后锥形突出，通常合并进行性后极部或后囊下晶状体混浊（图 6-7），可伴有永存玻璃体动脉和纤维组织残存于玻璃体腔。后圆锥形晶状体多为先天性改变，随着晶状体混浊加重而引起视力下降。早期治疗主要是进行屈光矫正及弱视治疗，白内障明显影响视力时需行白内障摘除手术，术中需特别注意后囊的处理，这类患儿往往存在后囊缺损，白内障吸除后后囊中央可出现孔洞，易导致玻璃体脱出。

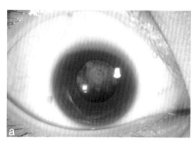 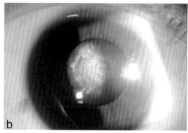

图 6-7　后圆锥形晶状体伴后极型白内障

a. 弥散光眼前节照；b. 裂隙后囊局部放大细节。

3. 晶状体缺损　晶状体缺损在胎儿期第 4 个月发生，可能与先天性脉络膜闭合不全有关。表现为部分性缺损，多位于晶状体内下方和外下方，缺损处悬韧带减少或缺失，形态不一，可为半月形、三角形等（图 6-8）。因晶状体各项屈光力不等而产生散光。如屈光矫正和弱视治疗不能获得满意视力可手术治疗。

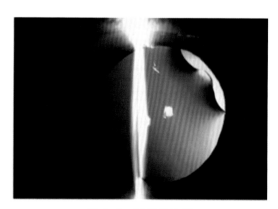

图 6-8　晶状体缺损

引 用 自 Assayag E，Zadok D, Smadja D, Roditi E, Shoshani A,Weill Y. Optical changes and apparent emmetropization in a patient with a peripheral unilateral lens coloboma. J AAPOS，2021, 25:195-198.

（何雯雯　竺向佳）

参 考 文 献

[1] Muto R, Yamamori S, Ohashi H, et al. Prediction by FISH analysis of the occurrence of Wilms tumor in aniridia patients. Am J Med Genet, 2002, 108(4):285-289.

[2] Luebbers JA, Goldberg MF, Herbst R, et al. Iris transillumination and variable expression in ectopia lentis et pupillae. Am J Ophthalmol, 1977, 83(5):647-656.

[3] Maumenee IH. The eye in the Marfan syndrome. Trans Am Ophthalmol Soc, 1981, 79:684-733.

[4] Rahmani S, Lyon AT, Fawzi AA, et al. Retinal Disease in Marfan Syndrome: From the Marfan Eye Consortium of Chicago. Ophthalmic Surg Lasers Imaging Retina, 2015, 46(9):936-941.

[5] Karoulias SZ, Taye N, Stanley S, et al. The ADAMTS/Fibrillin Connection: Insights into the Biological Functions of ADAMTS10 and ADAMTS17 and Their Respective Sister Proteases. Biomolecules, 2020, 10(4):596.

[6] Cross HE, Jensen AD. Ocular manifestations in the Marfan syndrome and homocystinuria. Am J Ophthalmol, 1973, 75(3):405-420.

[7] Edwards MC, Johnson JL, Marriage B, et al. Isolated sulfite oxidase deficiency: review of two cases in one family. Ophthalmology, 1999, 106(10):1957-1961.

[8] Sadiq MA, Vanderveen D. Genetics of ectopia lentis. Semin Ophthalmol, 2013, 28(5-6):313-320.

[9] Romano PE, Kerr NC, Hope GM. Bilateral ametropic functional amblyopia in genetic ectopia lentis:its relation to the amount of subluxation, an indicator for early surgical management. Binocul Vis Strabismus Q, 2002, 17(3):235-241.

[10] Hoffman RS, Snyder ME, Devgan U, et al. Management of the subluxated crystalline lens. J Cataract Refract Surg, 2013, 39(12):1904-1915.

[11] Ou Z, Zhao P, Zhang Q, et al. Intrascleral Fixation of Implantable Polypropylene Capsular Hook(s):A Sutureless Technique to Fixate the Capsular Bag for Intraocular Lens Implantation in Subluxated Lenses.

Retina (Philadelphia, Pa), 2019, 39 Suppl 1:S33-S38.

[12] Graw J. Cataract mutations and lens development. Prog Retin Eye Res, 1999, 18(2):235-267.

[13] Ritch R, Chang BM, Liebmann JM. Angle closure in younger patients. Ophthalmology, 2003, 110(10):1880-1889.

[14] van der Westhuizen DP, Stuart KV. Bilateral spontaneous anterior lens capsule ruptures in a child:A rare presentation of Alport syndrome. Am J Ophthalmol Case Rep, 2020, 20:100896.

[15] Colville DJ, Savige J. Alport syndrome. A review of the ocular manifestations. Ophthalmic Genet, 1997, 18(4):161-173.

[16] Assayag E, Zadok D, Smadja D, et al. Optical changes and apparent emmetropization in a patient with a peripheral unilateral lens coloboma. J AAPOS, 2021, 25(3):195-198.

[17] Khalil M, Saheb N. Posterior lenticonus. Ophthalmology, 1984, 91(11):1429-1430, 1443a.

[18] Assayag E, Zadok D, Smadja D, Roditi E, Shoshani A, Weill Y. Optical changes and apparent emmetropization in a patient with a peripheral unilateral lens coloboma. J AAPOS, 2021, 25:195-198.

第 7 章

小儿青光眼

第一节　简　　介

青光眼是由于眼内压升高引起视神经损害和视野缺损的一种严重致盲性眼病。青光眼的严重性在于：其病理损害是由于长期高眼压状态使视神经逐渐萎缩死亡失去功能，这种病理损害一旦发生就不可逆转，没有复明的可能，因此早期发现早期治疗就格外重要。

青光眼不光发生在中老年人群，儿童也同样可能患此病。在 18 岁以下的儿童青光眼患者中，50% ～ 70% 为原发性先天性青光眼病例。先天性青光眼是指由于胚胎发育异常，房角结构先天变异而致房水排出障碍，导致眼内压升高所引起的视神经损害和视野缺损。先天性青光眼发生在出生早期，不仅仅会导致失明，而且严重影响外观，并有多种严重继发病变，甚至导致眼球破裂。如果不能及早控制，将对患儿造成长期不良影响。此外，儿童中还有多种继发因素导致的青光眼，都将在本章中进行讨论。

一、定义

儿童青光眼中对儿童年龄的限定在各个国家不同。根据最新 2020 年版的青光眼指南，基于我国及国际标准，儿童指年龄＜ 18 岁者（中国、美国）或年龄≤ 16 岁者（欧洲国家、联合国儿童基金会）。

儿童青光眼的诊断需至少符合以下 2 项或更多。

1. IOP ＞ 21mmHg（应注意麻醉对眼压的影响）。

2. 视杯扩大或凹陷（盘沿变窄）：当双眼视盘大小相似时，杯 / 盘比值不对称（比值差≥ 0.2）或出现盘沿局部变窄；杯 / 盘比值进行性增大（弥漫性盘沿变窄）。

3. 角膜改变：Haab 纹、角膜水肿或直径≥ 11mm（新生儿），＞ 12mm（年龄＜ 1 岁婴儿），＞ 13mm（任何年龄儿童）。

4. 进展性近视或近视性漂移合并眼球增大速度超过正常生长速度。

5. 与青光眼性视神经病变相对应的、可重复检测的视野缺损，并排除其他引起视野缺损的病变。

二、分类

（一）原发性先天性青光眼

原发性先天性青光眼（Primary congenital glaucoma，PCG）是因单纯房角发育异常（可合并轻度虹膜异常）而导致房水外流受阻、眼压升高所致的青光眼。分为 4 种。

1. 出生或新生儿期发病（0—1 岁）。

2. 婴幼儿时期发病（1—2 岁）。

3. 晚发性或较晚发现（＞ 2 岁）。

4. 自发终止型：视盘可能存在青光眼性损伤，但损伤不进展。

（二）青少年开角型青光眼

青少年开角型青光眼（Juvenile open angle glaucoma，JOAG）与 POAG 相似，房角结构基本正常，不伴有其他先天性异常或综合征，无眼球扩大，符合青光眼定义。

（三）继发性儿童青光眼

原因繁多，根据发病机制分类，包括青光眼合并非获得性眼部异常，青光眼合并非获得性全身疾病或综合征，青光眼合并获得性疾病，以及白内障术后继发性青光眼。

三、流行病学

全世界报道的发病率各有补充，国外资料原发性先天性青光眼发病率为 0.008%，西方国家为 0.000 01% ~ 0.000 02%，我国为 0.002% ~ 0.0038%，新生儿中为万分之一；以 2019 年全国出生人口数量 1465 万人为例，其中就约有 1400 位新出生的患儿。有 2% ~ 15% 的盲人是由于先天性青光眼致盲，是全球儿童盲和低视力的重要原因之一。婴幼儿型青光眼 80% 在 1 岁内、部分在出生时即已发病，因此造成的眼部损害较成人更为严重，不仅仅会导致失明，而且严重影响外观，并有多种严重继发病变，甚至导致眼球破裂。

四、发病机制

关于儿童原发性青光眼的发病机制，具有多种病因学说。遗传性小梁网或房发育角异常，房角结构先天变异，均可能致房水排出障碍。

眼球发育过程中，第 5 个月时，睫状体自 Schwalbe 线开始向后移，第 9 个月时可移至巩膜突，然后出生后移至巩膜突后方（图 7-1a）。在组织分生、萎缩过程中，葡萄膜和角巩膜生长速率不同，使得睫状肌和睫状突显著向后移位（图 7-1b）。葡萄膜后移受抑制，导致睫状体位置靠前，虹膜、小梁网重叠。图 7-2 展示了 20 周（450g）胎儿的房角可见疏松的中胚叶组织，睫状突和睫状肌位置都靠前。图 7-3 则是 27 周（930g）胎儿的房角结构，可见葡萄膜组织后退露出小梁网，睫状肌和睫状体后退但仍在巩膜突前。待至 7 ~ 8 个月时，房角隐窝仅暴露前 1/3，睫状肌仍在小梁网水平（图 7-4）。胎儿生长至 1400g，房角可见睫状突和睫状肌已退至巩膜突或其后，Schlemm 管内壁可见空泡（图 7-5）。出生后 7 天时，可见房角隐窝处小梁网结构完全暴露出来（图 7-6）。4 岁时，房角结构已与成人接近（图 7-7）。

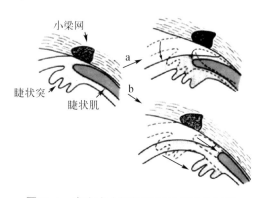

图 7-1　发育中小梁网向前房暴露的过程

(Anderson DR. The development of the trabecular meshwork and its abnormality in primary infantile glaucoma. Trans Am Ophthalmol Soc. 1981)

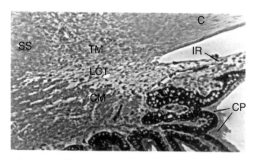

图 7-2　第 20 周胎儿（450g）的房角结构

C. 角膜（cornea）；SS. 巩膜突（scleral spur）；TM. 小梁网（trabecular meshwork）；LCT. 疏松结缔组织（lose connective tissue）；CM. 睫状肌（ciliary muscle）；IR. 虹膜根部（iris root）；CP. 睫状突（ciliary processes）。可见疏松的中胚叶组织，睫状突和睫状肌位置都靠前。(Anderson DR. The development of the trabecular meshwork and its abnormality in primary infantile glaucoma. Trans Am Ophthalmol Soc. 1981)

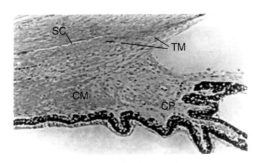

图 7-3　第 27 周胎儿（930g）的房角结构

可见葡萄膜组织后退露出小梁网，睫状肌和睫状体后退但仍在巩膜突前。(Anderson DR. The development of the trabecular meshwork and its abnormality in primary infantile glaucoma. Trans Am Ophthalmol Soc. 1981)

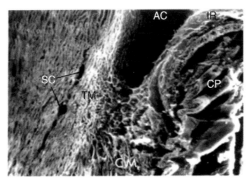

图 7-4　妊娠 7-8 个月时胎儿的房角结构

房角隐窝仅暴露前 1/3，睫状肌仍在小梁网水平。(Anderson DR. The development of the trabecular meshwork and its abnormality in primary infantile glaucoma. Trans Am Ophthalmol Soc. 1981)

既往文献中报道过发育异常伴高位虹膜插入的多种类型，包括原发性先天性青光眼、Axenfeld-Rieger 综合征、神经纤维瘤病、先天性无虹膜、Sturge-Weber 综合征、后部多形性角膜营养不良、青少年型青光眼、18 三体综合征（Edwards 综合征）、

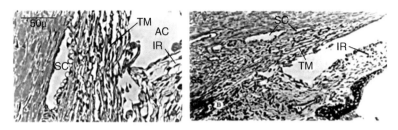

图 7-5 胎儿（1400g）的房角结构

房角可见睫状突和睫状肌已退至巩膜突或其后，Schlemm 管内壁可见空泡。(Anderson DR. The development of the trabecular meshwork and its abnormality in primary infantile glaucoma. Trans Am Ophthalmol Soc. 1981)

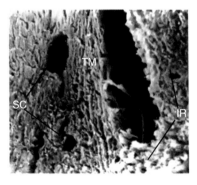

图 7-6 出生后 7 天时的房角结构

可见房角隐窝处小梁网结构完全暴露出来。(Anderson DR. The development of the trabecular meshwork and its abnormality in primary infantile glaucoma. Trans Am Ophthalmol Soc. 1981)

Cockayne 综合征、胎儿酒精综合征、Zellweger 综合征、眼牙指发育不良综合征等。其中，虹膜前插尤其是伴睫状肌前插是常见的先天性青光眼房角发育异常。

多种原发性和继发性因素都能导致房角的关闭。原发性因素主要为瞳孔阻滞和高褶虹膜。继发性因素可源自永存原始玻

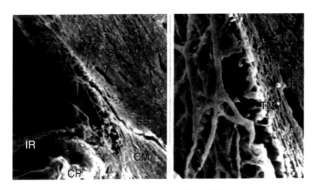

图 7-7　4 岁时的房角结构

(Anderson DR. The development of the trabecular meshwork and its abnormality in primary infantile glaucoma. Trans Am Ophthalmol Soc. 1981)

璃体增生症、早产儿视网膜病变、葡萄膜炎继发改变、白内障术后继发改变等。

第二节　症状和体征

患儿发病年龄多＜ 6 个月。症状大部分为双眼患病。婴幼儿型青光眼的患儿家长最先发现患儿畏光、流泪、眼睑痉挛、眼睑内翻倒睫、睁眼困难；患儿常烦躁，喜哭闹。随眼压逐渐升高和时间的延长，眼球可显著扩张，呈"牛眼"状外观。

其他类型的先天性青光眼发病隐匿，不易被早期发现，所以应该定期对儿童进行眼保健筛查。有些患儿表现为进行性视力减退，近视发展过快。晚期由于视力减退、视野缩小，患儿对周边的物体反应迟钝，易发生碰撞。

此外，晚期还可以合并前房积血、虹膜震颤、晶状体脱位、半脱位，巩膜变薄易受外伤致眼球破裂。

体征可伴有角膜周围的睫状充血，角膜呈灰白色磨玻璃样水肿混浊、扩大、突出、知觉减退,角膜后弹力层破裂后形成 Haab 纹(图 7-8)。前房加深、眼压升高、房角异常,视神经生理凹陷扩大。晚期视力下降,视神经呈苍白色,可以合并晶状体脱位,角膜边缘膨出(角巩膜葡萄肿)等外观。合并其他先天异常的青光眼具备相应体征。

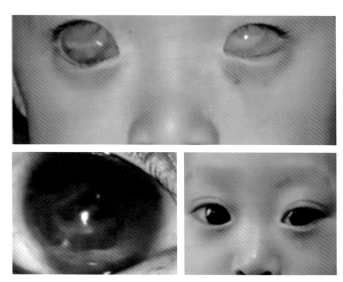

图 7-8　先天性青光眼患儿的体征

体征的严重程度与患儿的眼压高低、发病时间长短相关。

第三节　辅助检查

一、眼科检查

常规检查项目包括(患儿欠配合时可选用 10% 水合氯醛口服或灌肠,剂量按 0.5ml/kg 体重进行换算,注意用药禁忌证)。

（一）眼前段检查

检查虹膜和瞳孔的异常是确定青光眼类型的基础，因为它们可能表明青光眼的继发性原因。合并虹膜异常，如周边前粘连，可能表明存在 Axenfeld-Rieger 异常。弥漫性虹膜萎缩可能表明无虹膜的细微变异，而下扇形虹膜萎缩或变形可能表明缺损过程。

（二）屈光度检查

低龄患儿以检影验光为主，配合的患儿可行电脑及主觉验光。对于前房偏浅的患儿，散瞳需谨慎。

（三）眼压测量

可使用 Goldmann 压平眼压计；年龄小、不配合者口服 10% 水合氯醛下以 Tonopen、Icare、Schiotz 眼压计进行测量。通常眼压测量高于正常。

（四）A超、角膜厚度及角膜直径检查

可以显示眼球扩大，评估中央角膜厚度。角膜直径测量可以口服 10% 水合氯醛或全身麻醉下测量。

（五）B超检查

可以显示眼球扩大。排查是否有合并玻璃体及眼底病变。

（六）房角镜及超声生物显微镜检查

婴幼儿型和青少年型青光眼的房角检查呈开放状，可见中胚叶组织残留等多种发育异常（图 7-9a）。房角镜检查的目的是区分原发性和继发性青光眼，这对于做出正确诊断至关重要，决定了最合适的治疗和预后。

超声生物显微镜（Ultrasound biomicroscope，UBM）检查可较全面地进行全周房角结构的检查。低龄患儿可在全身麻醉条件下进行UBM检查。患儿的UBM典型表现一般呈虹膜高位，睫状体位置靠前（图 7-9b）。

（七）视野及视网膜神经纤维层检查

采用计算机自动静态视野计及 OCT 检查，了解视神经损伤及进展情况，合作检查的儿童其视野及视网膜神经纤维层

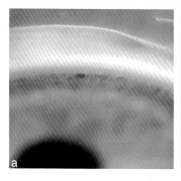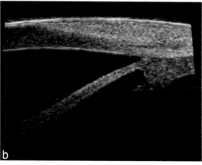

图 7-9　先天性青光眼患儿的房角检查

a. 先天性青光眼患儿的房角镜表现 (© 2015 American Academy of Ophthalmology, www.aao.org. Courtesy of Ken K. Nischal，MD.)。b. 先天性青光眼患儿的 UBM 表现。虹膜高位，睫状体位置靠前。

（Retinal nerve fiber layer，RNFL）检查呈不同程度的青光眼样视野缺损。

（八）眼底检查

直接或间接检眼镜检查视盘颜色、边界及杯盘比等。较为配合的患儿，还可以选择常规眼底照相／超广角眼底照相检查。

二、前房角的评价

1938 年，建立了前房角镜检查法，用于评价前房角。前房角镜可分为直接和间接两类，其中间接前房角镜主要有 Goldmann 和 Zeiss 两种。房角镜主要记录房角宽度分类、周边虹膜附着点、入射角度、周边虹膜形态、色素分级、房角血管及病变等。可用于判断高眼压的原因、房角关闭的可能性、指导治疗和作为随诊标准。

常用的前房角镜有以下几种：Goldman 单面镜（11 ～ 12mm 中央镜，斜长镜 62°倾斜，内表面直径 7.4mm）；Goldman

三面镜（59°倾斜）；Zeiss 四面镜（62°倾斜，接触面直径9mm）；Posner 四面镜（64°倾斜）。

直接前房角镜与间接前房角镜的对比见下表 7-1。

表 7-1　直接前房角镜与间接前房角镜的对比

项目	直接前房角镜	间接前房角镜
体位	可能需要头位配合	坐位方便
清晰范围	照相教学清晰，上方不足	外侧显示困难
检查时间	较长	快速
治疗作用	辅助器械治疗（手术方便）	自身压陷操作
一致性	更贴近 UBM 和 AS-OCT	分级金标准
立体感及细节变化	整体观	通过裂隙光源

角巩膜缘是眼球的重要解剖标志，是内眼手术的重要通道。分为内角巩膜缘和外角巩膜缘。内部角巩膜缘包括巩膜内侧的巩膜沟和前房角前壁结构，其前界为角膜后弹力层的终端（图7-10），后界为巩膜突，中间为小梁网。外部角巩膜缘是指角膜末端外侧的巩膜区域，为透明角膜与白色巩膜之间的灰色移行带。该解剖标志对于手术切口位置的选择有意义。

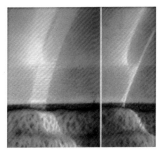
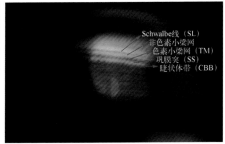

Schwalbe线（SL）
非色素小梁网
色素小梁网（TM）
巩膜突（SS）
睫状体带（CBB）

图 7-10　前房角

（一）前房角的解剖

前房角的检查需注意以下解剖标志。

1. Schwalbe 线　位于小梁与角膜内皮之间（图 7-11a），为后弹力层胶原凝集处，呈窄的半透明线，突出且向前移位（后胚胎环）。Schawalbe 线伴有色素沉积时称为 Sampaolesi 线（图 7-11b）。

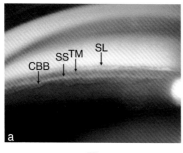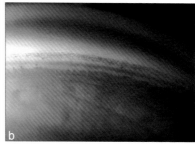

图 7-11　Schwalbe 线与 Sampaolesi 线

a. 不伴有色素沉积的 Schwalbe 线；b. 伴有色素沉积的 Sampaolesi 线。SL. Schwalbe 线；TM. 小梁网；SS. 巩膜突；CBB. 腱状（体）带。(Dada T, Sidhu T. Gonioscopy:A Text and Atlas. Chapter 9:Normal Gonioscopic Anatomy. 2018)

2. 小梁网　是从 Schwalbe 线到巩膜突的延展，宽度约 600μm，房角镜下呈磨玻璃样，可以分为前后两部分，前部为非功能区，呈白色，更接近 Schwalbe 线；后部是功能性色素部分，呈灰白色，更接近巩膜突（图 7-12）。

3. Schlemm 管　一般难以显示，其位于后部小梁的深部。临床上进行 Schlemm 管的检查，往往需要前房角镜加压（图 7-13）。其他使巩膜上静脉压增加的因素，也可导致 Schlemms 管充血而显现出来，主要包括颈动脉海绵窦瘘、Sturge-Weber 综合征、静脉压迫、低眼压、眼前节手术。

4. 巩膜突　位于小梁后部，是连接睫状体的纵行肌。因其

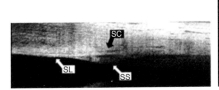
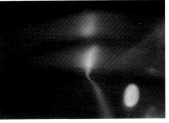

图 7-12　小梁网

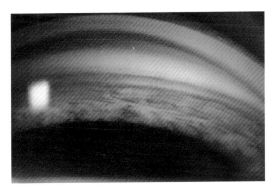

图 7-13　Schlemm 管充血

往往呈现窄、浓厚、亮白的相对恒定一致的外观，故而是前房角的重要解剖标记。

5. 睫状体带　位于巩膜突下方，房角镜检查可见睫状体带为淡灰色至深棕色带。睫状带的可见宽度将取决于虹膜插入位置。

6. 其他发现

（1）虹膜突：虹膜突（图 7-14）是从虹膜表面向巩膜突的小的延伸，不同程度遮蔽睫状体带，在 1/3 的正常眼中可见，近视及棕色眼中更突出，为生理性结构，鼻侧更多见，容易与周边虹膜前粘连（peripheral anterior synechiae，PAS）混淆。

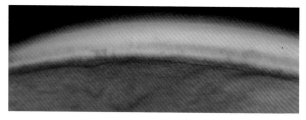

图 7-14　虹膜突

房角镜检查可以看到正常的虹膜突起到达巩膜突。(Castaneda-Diez R, Mayorquín-Ruiz M，Esponda-Lamoglia C, Albis-Donado O. Current Diagnosis and Management of Angle-Closure Glaucoma. 2011.)

（2）色素：小梁网色素沉积的原因很多，主要包括剥脱综合征、色素性青光眼、外伤、激光治疗后、色素痣（黑色素细胞瘤）、葡萄膜炎、青光眼发作、房角或白内障术后。

（3）血管：血管可以是正常表现，亦可能是疾病的征兆。正常血管通常是环绕并靠近巩膜突，但永远不会覆盖于巩膜突上方。而异常血管通常是由于视网膜缺氧或葡萄膜炎引起，血管交叉覆盖巩膜突并将最终覆盖小梁网，新生血管最初是分段的，逐步会干扰房水流出，并导致 PAS，最终房角继发关闭。

（二）前房角的检查与分级

房角镜用于筛查时注意使用弱照明、窄短光带、避免加压；操作时注意眼睛转向镜子，并注意加压部位。检查时注意观察房角宽度、虹膜形态及虹膜插入点，采用先静态、再动态、最后压陷的操作步骤。

1. **房角 Scheie 分级**　0 级，房角无色素可见。Ⅰ级，小梁后部极少量色素。Ⅱ级，小梁后部有较多色素，小梁前部及 Schwalbe 线处可见散在色素。Ⅲ级，小梁后部有密集的深总色素，小梁前部及 Schwalbe 线处可见较多色素。Ⅳ级，全部小梁网呈棕黑色，巩膜突亦见色素沉着（图 7-15）。

2. **房角 Schaffer 分级**　4 级（35°～45°），宽角，无关闭。

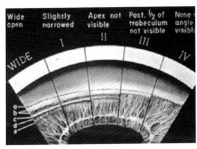

图 7-15　房角 Scheie 分级

3 级（20°～35°），中度狭窄，房角有很小的可能性关闭。2 级（10°～20°），非常狭窄的房角。1 级（0°～10°），高危关闭的房角。0 级（0°），房角关闭，角膜楔形尖端光线不可见，需使用压陷房角检查（图 7-16）。

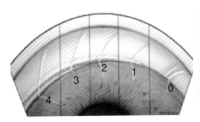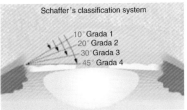

图 7-16　房角 Schaffer 分级

3. **房角 Spaeth 分级**　第 1 级（浅前房）周边虹膜和角膜内皮接触，其余部分前房存在；第 2 级（裂隙状前房）除瞳孔区晶状体或玻璃体前表面（无晶状体眼）和角膜内皮之间存在裂隙状前房外，其他区域虹膜与角膜内皮接触；第 3 级（无前房）虹膜与角膜内皮之间完全接触，前房完全消失。

4. **房角 Van-Herick 分级**　观察颞侧角膜缘周边角膜内皮与周边虹膜前表面的距离，用角膜断层切面厚度（CT）作为单位记录该处周边前房的深度，以此分级来估计房角的宽度。

凡周边前房深度≥1CT 者为 4 级，1/4 ～ 1/2CT 为 3 级，1/4 CT 为 2 级（可能会闭合），＜ 1/4CT 患者裂隙为 1 级（高度危险），虹膜角膜接触则为 0 级（闭合）。

第四节　鉴别诊断

小儿青光眼应注意与以下疾病进行鉴别诊断。

（一）引起角膜 / 眼球扩大的疾病

1. 先天性大角膜　角膜基本透明，虹膜震颤，不伴眼压高。

2. 其他相关疾病　先天性高度近视、结缔组织病变（马方综合征，成骨不全）及 LTBP2 突变等。

（二）引起角膜混浊的疾病

先天性特发性角膜水肿、后天外伤性角膜混浊：角膜混浊，不伴有眼压高及视神经损害及青光眼样视野缺损。

其他相关疾病包括产伤、角膜营养不良（PPMD、CHED）、代谢性疾病（黏多糖贮积症、黏脂贮积症、胱氨酸症）、感染（先天性风疹，不伴有眼压升高和其他青光眼体征）、Peter 异常 / 角膜巩膜化（不伴有眼压升高和其他青光眼体征）等。

（三）其他原因导致溢泪

鼻泪管阻塞、结膜炎、角膜擦伤、角膜炎等。

（四）先天性视盘凹陷的相关疾病

生理性大视杯、视神经发育不全伴脑室旁白质软化、视神经缺损、视神经小凹及其他视神经异常等。

第五节　原发性儿童青光眼

一、原发性先天性青光眼

原发性先天性青光眼（primary congenital glaucoma，PCG）

是婴幼儿中最常见的非综合征相关性青光眼。其发病机制尚未完全明确，有报道 CYP1B1 基因与 PCG 相关，以常染色体隐性遗传多见，但仅不到 40% 的病例中合并有家族史。脑神经嵴细胞来源组织发育成熟停止，被认为是导致这类患儿的前房角发育不成熟的重要原因。

PCG 以畏光、溢泪、眼睑痉挛为典型临床表现，呈现"亮晶晶""水汪汪"外观，体征包括角膜混浊、眼球增大、眼压升高及视杯扩大，后续患儿可出现进行性近视、不规则散光、弱视、视神经损害等，导致视力进一步受损。因 PCG 患儿的角膜增大多发于 3 岁之前，故监测角膜直径可帮助明确诊断和监测病情进展。由于高眼压和大角膜，角膜扩张向前膨出，眼球突出，又称"水眼""牛眼"，同时可导致角膜内皮和后弹力层破裂，而出现 Habb 纹，为单条或多条位于后弹力层水平的灰白色的嵴状混浊弧形线，通常不会消失。

婴幼儿房角镜检查难以配合，操作困难，基本都在全身麻醉下使用 Koeppe 房角镜检查。PCG 的房角改变以小梁网发育异常为主，房角镜下检查可见小梁网呈现致密灰色膜样，而不再透明、光滑，房角隐窝形成，虹膜附着点高位，虹膜突组织多，部分可见浅蓝睫状体带，但巩膜嵴和小梁网呈融合趋势，可能有先天性永存瞳孔膜。

手术是 PCG 的首选治疗，详见手术治疗。

二、青少年型开角型青光眼

青少年型开角型青光眼（Juvenile open angle glaucoma, JOAG）通常在 4 岁之后发病，机制不明，有研究表明，MYOC 基因与 JOAG 发病相关。与 PCG 相比，JOAG 患儿的前房角结构是正常的，不伴有其他眼部异常或全身性疾病。其主要的临床表现包括角膜直径正常或增大，眼压升高，视盘凹陷和视野损害。

药物是 JOAG 的首选治疗，详见药物治疗。但若药物无法控制，则需考虑手术治疗，包括小梁切除术及各种引流器植入术，详见手术治疗。

第六节　继发性儿童青光眼

继发性青光眼是一类异质性疾病，眼压升高作为主要致病因素造成青光眼性视神经损伤为该类青光眼的重要特点。无论是开角型还是闭角型，继发性青光眼的大部分表现形式（如葡萄膜炎性或外伤性青光眼）均有着复杂的病理生理机制。

一、分类

根据发病机制分类，目前继发性儿童青光眼主要分为以下三类。

1. 若出生时就存在的主要表现在眼部的各种异常，合并或不合并其他全身体征，此类为青光眼合并非获得性眼部异常（表7-2）。

2. 若是出生时就存在的主要表现在全身的各种已知综合征、全身异常或全身疾病，可以合并存在眼部体征。此类为青光眼合并非获得性全身疾病或综合征（表 7-3）。

3. 若是非遗传性或出生时未发病，直到出生后才发生的疾病。此类为青光眼合并获得性疾病（表 7-4）。

以上这些继发性儿童青光眼的共同点在于：闭角型青光眼；新生血管性、晶状体的异常；晶状体后的异常。

二、特殊类型

（一）Axenfeld–Rieger 综合征

A-R 综合征（ARS）是眼前节发育异常的一种，属于中胚叶神经嵴细胞发育异常的罕见先天性疾病，可累及全身多个器

表 7-2 青光眼合并非获得性眼部异常

出生时就存在的主要表现在眼部的各种异常，合并或不合并其他全身体征
Rieger 异常（如伴有全身表现则称为综合征）
Peter 异常（如伴有全身表现则称为综合征）
先天性葡萄膜外翻
先天性虹膜发育不良
无虹膜症
永存性胚胎血管（在白内障手术前就已存在青光眼）
眼皮肤黑色素细胞增多症（太田痣）
后部多形性营养不良
先天性小眼球
先天性小角膜
晶状体异位
单纯晶状体异位（无全身表现）
晶状体及瞳孔异位

表 7-3 青光眼合并非获得性全身疾病或综合征

出生时就存在的主要表现在全身的各种已知综合征、全身异常或全身疾病，可以合并存在眼部体征
染色体异常，如 21- 三体综合征（唐氏综合征）
结缔组织疾病
马方综合征
Weill-Marchesani 综合征
Stickler 综合征
代谢性疾病
同型胱氨酸尿症
Lowe 综合征
黏多糖贮积症
母斑病
多发性神经纤维瘤（NF-1，NF-2）
Sturge-Weber 综合征
Klippel-Trenaunay-Weber 综合征
Rubinstein-Taybi 综合征
先天性风疹

表 7-4　青光眼合并获得性疾病

非遗传性或出生时未发病，直到出生后才发生的疾病
葡萄膜炎
外伤（前房积血、房角后退、晶状体异位）
糖皮质激素诱发
肿瘤（良性/恶性、眼内/眼眶）
早产儿视网膜病变（ROP）
除白内障手术外的手术后继发性青光眼

官，眼部最常受累。70% 病例呈常染色体显性遗传，多有家族史，也可偶发，多为双眼发病，新生儿中发病率为 1/200 000，不存在人种及性别差异。

10%～60%ARS 先证者中可以发现 4q25 染色体 *PITX2* 基因突变，是第一个与 ARS 相关的基因。约 50% 先证者中发现 6p25 染色体 *FOXC1* 基因突变，也有发现再 13q14 和 16q24 染色提上基因异常与 ARS 相关，但具体的致病基因的突变尚未被鉴定。

眼部异常的主要表现如下（图 7-17）。

1. 虹膜　虹膜广泛粘连跨越房角达 Schwalbe 线，甚至出现瞳孔异位（多瞳症）。前述表现可能与神经嵴组织发育停滞导致角膜内皮持续存在于虹膜前表面有关，这一层膜的挛缩会导致斜视、虹膜裂孔形成，在某些情况下这种变化可能是进行性的。

2. 角膜　角膜后胚胎环（Schwalbe 线明显突出前移形成），8%～15% 可见于正常人。继发性青光眼中角膜后胚胎环的出现比例约占 50%，可能机制包括：Schlemm 管发育缺如或偏小导致的解剖异常；小梁网发育异常；细胞外基质成分改变等。

ARS 包括 3 个表型，包括 Axenfeld 异常（AA）、Rieger 异常（RA）和 Rieger 综合征（RS）。AA 表现为角膜后胚胎环

和虹膜周边前粘连；RA 表现为虹膜周边前粘连、虹膜发育异常、多瞳症、瞳孔异位和角膜后胚胎环；RS 表现为 RA 和全身异常。以上 3 个分型之间存在交叉重叠的体征，包括眼部和全身体征，且可以由相同的基因突变引起。

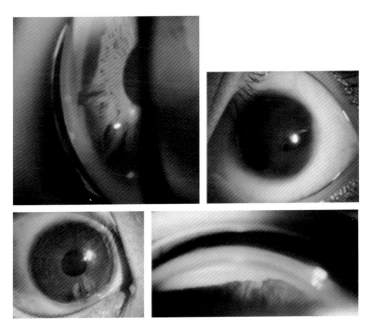

图 7-17　Axenfeld-Reiger 综合征

(Seifi M, Walter MA. Axenfeld-Rieger syndrome. Clin Genet. 2018; 93(6):1123-1130; Alward WL. Axenfeld-Rieger syndrome in the age of molecular genetics. Am J Ophthalmol, 2000, 130(1):107-115.)

（二）Sturge-Weber 综合征

Sturge-Weber 综合征（SWS）为一类脑颜面部血管瘤病，患病率为 1 : 50 000—1 : 20 000。患儿呈先天性面部"葡萄酒"色血管瘤，伴发软脑膜血管瘤、癫痫发作及青光眼为主要临床特征（图 7-18），又称脑三叉神经血管瘤病。30% ～ 70%

的 SWS 患儿伴有青光眼，尤其多见于双侧颜面血管瘤者、上下睑均受累者、巩膜上血管瘤者、虹膜异色者及脉络膜血管瘤者。

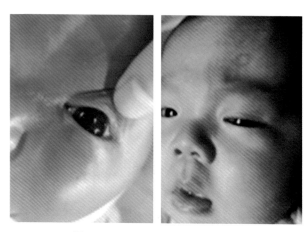

图 7-18　Sturge-Weber 综合征

(Comi A. Current Therapeutic Options in Sturge-Weber Syndrome. Semin Pediatr Neurol, 2015, 22(4):295-301; © 2015 American Academy of Ophthalmology，www.aao.org)

其病因为胚胎发育 5—8 周时期的原始血管发育异常导致。房角发育异常和（或）上巩膜静脉压增高都是 SWS 继发青光眼的可能原因。相关研究报道，GNAQ 的体细胞嵌合突变引起 Sturge-Weber 综合征，SWS 中血管畸形的严重程度可能与 GNAQ 在胚胎发育过程中的突变时机有关。还有报道指出，前房炎症因子可能是导致眼压升高的原因。

（三）Peter 异常

Peter 异常是一类因眼前段间叶组织发育不全导致先天性中央角膜混浊的疾病统称。通常为散发，可由 *PITX2*、*FOXC1*、*CYP1B1*、*PAX6*、*PITXC1*、*FOXE* 等基因突变导致。患者亦可伴发全身异常，如神经嵴细胞来源的面部器官损害、听力障碍和腭裂、右位心、中枢神经系统异常、短小身材、面部畸形、喉软骨化等。男性身高平均 141～155cm；女性身高平均 128～151cm。

临床可分为Ⅰ型和Ⅱ型（图 7-19）。

Ⅰ型：角膜混浊，虹膜前粘连、后弹力层增厚或缺损。

Ⅱ型：角膜晶状体粘连，中央前房消失等前端发育不良，部分患者角膜水肿、扩张。

Ⅰ型和Ⅱ型的区别在于Ⅰ型患者前房深度正常，晶状体位于正常解剖位置。

Peter Plus 则是指伴有神经起源的全身异常则诊断为 Peters 综合征。

Peter 异常的患者还可以合并非特征性异常，包括硬化性角膜、牵牛花综合征、Axenfeld-Rieger 综合征、永存原始玻璃体增生症等。

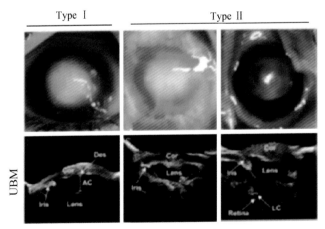

图 7-19　Peters 异常

(Dolezal KA et al. Glaucoma and Cornea Surgery Outcomes in Peters Anomaly. Am J Ophthalmol, 2019, 208:367-375.)

（四）先天性无虹膜

先天性无虹膜为双眼发病的常染色体显性遗传病，约 2/3 的病例完全外显，其余为散发。研究表明其与 11q13 染色体的 *PAX6* 基因突变相关，约 68% 在 3 岁前会发生 Wilms 肿瘤。该病患儿的表现为虹膜部分缺失，有宽度不同的未发育的虹膜根部。这类患者 50% 以上会发生青光眼，可合并小角膜、虹膜发育不良、白内障、黄斑发育不良和房角过滤异常，导致眼球震颤，视力进行性减退。部分合并全身系统性病变。房角镜检查发现小梁前面残留虹膜的运动可引起进行性小梁网阻塞，可能导致并发青光眼。若患儿有相关家族史应注意房角镜密切随访检查。如果发现进行性房角异常，可考虑预防性房角手术。

对于先天性无虹膜患儿，出现高眼压后可以应用合适药物进行治疗，单一手术治疗的效果尚有待观察。3 岁之前可以行小梁切开术。亦可实施小梁切除术，但是难度较大，效果有限，术后容易发生浅前房，一般不作为首选。房水引流阀植入术或谨慎的睫状体光凝术对于难治性病例可能有效。

（五）其他继发性儿童青光眼

除外合并先天眼部发育异常、全身疾病或综合征的继发性儿童青光眼，葡萄膜炎、糖皮质激素、外伤、眼内肿瘤等均可以引起继发性青光眼。

儿童葡萄膜炎最常见的原因是幼年特发性关节炎（41%～67%）。由于慢性细胞小梁阻塞、小梁炎和外周前粘连等多因素可导致葡萄膜炎继发性青光眼。这些患儿比成人更易患上更严重的青光眼，并迅速发展为严重的视力丧失。

当出现不能解释的青光眼合并葡萄膜炎时需考虑眼内肿瘤可能。儿童常见视网膜母细胞瘤可由于肿瘤细胞的流出道阻塞或继发性出血而引起继发性青光眼。由于肿瘤的快速生长而出现急性青光眼的症状，或者在进行性、低生长的肿瘤的情况下而无症状。

皮质类固醇诱发的青光眼是相应药物治疗导致的高眼压，程度取决于用药时间和剂量，并且可能发生在各种途径摄入的皮质类固醇（局部、吸入、口服等）中。可能是由于细胞外蛋白沉积异常导致小梁微观结构发生变化，从而增加了对房水外流的抵抗力，导致高眼压。

外伤性青光眼继发于眼外伤，急性或慢性可能，钝性或穿透性的外伤均可导致继发性青光眼。发病机制亦是多因素的，眼压升高的机制包括葡萄膜炎、前房积血、房角衰退、血影细胞性青光眼和晶状体脱位。

早产儿视网膜病变、Coats 病后期可能导致新生血管性青光眼。

儿童时期白内障摘除术后亦可能出现继发性青光眼。青光眼是先天性特发性白内障、与眼部或全身综合征相关的白内障或获得性白内障在婴儿白内障手术后发生的严重并发症之一。临床以开角型为主，可以在术后即刻或数年后发展，无晶状体眼和人工晶状体眼均可能出现。虽然早期白内障手术已被证明与改善视力结果有关，但研究表明，越早进行白内障手术，继发性青光眼的风险就越高。

第七节　治　　疗

一、临床诊治特点与要点

（一）临床诊治特点

1. 发病早，患儿在胎儿时期即可发病，不能及时发现，不能合作。

2. 病因种类繁多，发生机制复杂，分类更是复杂。

3. 致盲率高，儿童致盲性眼病的发病率为 0.03% ～ 0.12%，其中青光眼占 4.2% ～ 5.0%，家庭及社会负担重。

4. 治疗棘手，可谓是难治性青光眼中的难题。术后护理和检查均不能合作，不能按摩，也不能主动报告病情。

因此，儿童青光眼的治疗可谓是异常复杂、困难重重。

儿童青光眼，尤其是原发性先天性青光眼确诊后应首选手术治疗。青光眼的手术方式有多种，儿童青光眼的手术方式与成人存在一定差异，主要包括房角切开术、小梁切除术、传统小梁切开术、基于微导管 iTrack 的微创青光眼手术如内路黏小管成形术（ABiC）、房角镜辅助的 360°小梁切开术（GATT）术等。

药物可作为辅助治疗选项。但需要注意药物耐受性差、不良反应严重、长期用药的副作用。术前可以应用药物暂时降低眼压。部分术后降压不足的患者可以局部用药辅助治疗。

（二）儿童青光眼的诊治要点

1. 早期发现，检查包括眼压、角膜、视盘凹陷及 A 超。
2. 早期治疗，内引流优先，关键在于定位 Schlemm 管。
3. 定期随访。
4. 新近技术发展中，优选随访依从性要求更低、成功率更高、创伤更小的术式。

二、药物治疗

对于婴幼儿和低龄儿童，尤其是原发性先天性青光眼患儿，临床上通常并不会把药物治疗作为首选方案。一方面药物治疗效果欠佳，很少能维持长久疗效，长期用药难以控制眼压。另一方面，药物都有不良反应，目前绝大多数抗青光眼药还没有儿童使用安全的试验证据。儿童药物全身吸收可能会非常明显，因此应当注意，确保最少的用药次数、最低的用药浓度，达到目标眼压。

但在术后残余性青光眼、一些合并其他异常型青光眼、合并眼内活动性病变，以及手术前眼压过高的病例，药物治疗是一种选择。如通过术前用药暂时降低眼压，可以减轻角膜水肿，便于术中视野暴露和手术操作。在手术获得部分治疗后，可加用药物进行辅助降眼压治疗。对于手术高风险患者，可通过用药部分控制青光眼。

抗青光眼药物种类很多，前列腺素类药物目前为首选药，如拉坦前列腺素、曲伏前列腺素等，其他有 β 受体阻滞药（噻吗洛尔、倍他洛尔等），缩瞳药（毛果芸香碱），碳酸酐酶抑制药（派立明）等。根据病情可以选择一种或 2 ～ 3 种不同类型的药物联合治疗，治疗要在医师指导下进行，并且要经常进行眼压监测，以保证用药安全性。

药物潜在的不良反应可能会在儿童发生，且表现可不典型，需慎重。如 β 受体阻滞药可致夜间咳嗽，溴莫尼定滴眼液应避免在低龄儿童中使用。

部分临床常用降眼药物简介如下。

（一）前列腺素类似物

通过增加葡萄膜巩膜外流途径来降低眼压。这类药物对青少年型 POAG 或类似 POAG 的效果好，对婴幼儿发病者多疗效差（葡萄膜巩膜途径可能存在先天受阻）。轻度不良反应包括虹膜色素沉着、睫毛变长和结膜充血等，但严重不良反应少。

（二）β 受体阻滞药（～洛尔）

儿童一线用药，但禁用于新生儿，有呼吸困难、心动过缓、呼吸暂停等全身不良反应。研究表明，对婴幼儿型青光眼，这类药物可以使眼压降低 20% ～ 30%。

（三）α_2 肾上腺素受体激动药（～尼定）

这类药物存在中枢抑制作用，在 < 12 岁的幼年儿童中慎用。

（四）碳酸酐酶抑制药（布林佐胺～派立明）

作用于睫状突色素上皮，减少房水生成。这类药物局部用药更安全。不良反应有角膜内皮损害，穿透性角膜移植术后应避免使用，可能导致角膜内皮失代偿。

（五）拟副交感类药物（毛果芸香碱）

使睫状肌收缩，维持缩瞳效果。常用于术前准备，便于术中操作，降眼压效果并不显著。

（六）高渗剂

经前述药物治疗后眼压持续增高或控制不佳，可应用甘露醇降眼压治疗，按患儿体重换算给药。

三、手术治疗

先天性青光眼是由于发育异常，导致在房角处有一层色素膜结构后移受抑制，位置靠前，因此周边虹膜与小梁网重叠，堵塞了房水流出通路。由于特殊的发病机制，先天性青光眼患者对药物不敏感，主要通过手术方法来实现房水顺利穿过（或避开）小梁网直接进入 Schlemm 管。

青光眼手术方式的探索，走过了 80 余年的长期探索之路。从 1938 年的内路房角切开术，到现在主流的非穿透性小梁切除手术，出现了很多种青光眼手术治疗方法。各种手术的成功率不同，均有其各自的并发症或不足。

1938 年，内路房角切开术最先出现，但该方法受角膜透明度限制，且术后易形成 PAS。1960 年，新出现了外路小梁切开术，存在 Schlemm 管定位困难、术后瘢痕和 PAS 等问题。1968 年，小梁切开术和引流阀植入术相继面世，均存在术后滤过泡瘢痕化 - 包裹失败问题。1980 年，有了小梁切开术联合小梁切除术，但似乎疗效与小梁切开术相当。到 1986 年，睫状体破坏手术出现了，针对眼球萎缩的患者，且效果差。而近年来日益成熟的内引流手术，带领着青光眼手术进入了新阶段。

作为儿童青光眼的首选治疗，手术方式有多种，目前主要有房角切开术、传统小梁切开术、360° 小梁切开术及小梁切除术等。儿童青光眼的手术方式与成人存在差异，主要方式见表 7-5。

表 7-5　儿童青光眼的手术治疗

手术方法	指南	临床证据等级
前房角手术	首选治疗方法	I，C
房角切开术		
小梁切开术		
其中微导管引导的小梁切开术（包括内路和外路）	疗效及安全性好，多数专家推荐为首选	II，C
滤过性抗青光眼手术 / 睫状体破坏性手术	前房角手术失败后可作为选择或补充治疗方法	I，D
引流阀植入术	严重的原发性儿童青光眼适用，疗效证据不足	I，D

根据发病机制首选治疗方法为前房角手术，包括房角切开术和小梁切开术，非晚期的婴幼儿型青光眼其成功率远远超过其他术式。

对晚期病例、合并其他先天异常的病例，或已做过手术而眼压不能控制的病例可以再次做小梁切开术或采取联合术式。导致手术失败的原因也多种多样，可以来自房角本身，也可以来自伤口的情况（有无阻塞或愈合）、眼球筋膜情况及术前眼内情况等。

对于继发性儿童青光眼，治疗应综合考虑全身发育异常、眼压升高的机制及患儿的生活质量。

对于手术后视神经损伤进展的患者，增加局部降眼压治疗。

（一）前房角手术

第一次手术是成功的最好机会，因此选择合适的手术方法至关重要。前房角手术是儿童原发性青光眼的常用治疗方法，包括房角切开术（图 7-20）和小梁切开术（图 7-21）两种类型。

一般认为，1 岁以内手术成功率最高。手术原理在于开放房角，恢复房水正常循环。

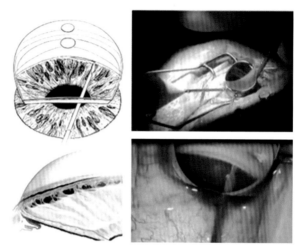

图 7-20　房角切开术
手术用房角镜下的房角 / 小梁网。

1. **房角切开术**　能够直接解除发育异常房角的外流阻力，改善虹膜睫状体前插，使虹膜及睫状体能随着房角发育而后退，并开放葡萄膜巩膜引流途径。该术式对角膜透明度要求高，需在术中房角镜的辅助下从前房将小梁网及 Schlemm 管内壁划开。

2. **小梁切开术**　是常规术式，通过切开小梁网 -Schlemm 管复合体（小梁网、邻管组织和 Schlemm 管内壁）以增加房水流出，该复合体是房水流出阻力最大的区域（图 7-21）。该术式同样能够直接解除发育异常房角的外流阻力，改善患儿自身房水引流系统的流出量。在较低的眼内灌注压下，小梁切开术能消除 40% ～ 50% 的流出阻力。同时该术式还可改善虹膜睫状体前插，使虹膜及睫状体能随着房角发育而后退，并开放

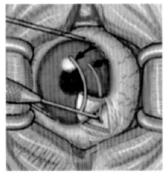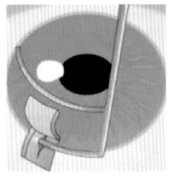

图 7-21 小梁切开术

葡萄膜巩膜引流途径。

外路小梁切开术的发展起自于 Harms 小梁切开刀。由于 Schlemm 管的定位存在迷路的可能，因此一次最多切开 120° 房角，常需多次手术。并发症主要包括后弹力层撕裂和前房积血。传统的房角切开术和小梁切开术（切开 2 个象限）的成功率为 30% ～ 65% 和 40% ～ 80%。

进一步发展后，小梁切开术已经从放大镜辅助的外路手术演变为现代房角镜辅助内路青光眼微小切口手术（minimally invasive glaucoma surgery，MIGS）。对于 Schlemm 管的定位，最初是用缝线识别，然后发展为巩膜瓣下识别，Schlemm 管 360° 穿线，即出现了 360° 缝线小梁切开术，一次手术切开全部小梁，操作相对更需要技巧，缝线穿通存在迷路及其并发症。近年来的新技术，则是微导管引导下全周小梁切开术，一次手术切开全部小梁，成功率可达 91.6%。

代表性的新术式则是基于微导管 iTrack 的微创青光眼手术内路黏小管成形术（ABiC），以及在此手术基础上演化出的房角镜辅助的 360° 小梁切开术（GATT），二者都可以治疗开角型青光眼。

ABiC 是一种新型微切口青光眼手术，其原理是用一根非常细的 iTrack 微导管将狭窄或闭塞的 Schlemm 管探通，并环绕 360°实现，扩张小梁网、Schlemm 管和集液管，以全面解除房水流出通道的阻滞，恢复生理性房水引流。ABiC 手术较传统外路黏小管成形术更简单，手术技巧要求更低，对于熟悉手术房角镜使用的医师 ABiC 非常容易掌握。同时该手术避免了结膜、巩膜的损害，较外路途径的手术方式恢复更快。

同样地，GATT 也是基于一个直径只有 220um 的微导管 iTrack 的内路手术，来完成内路 Schlemm 管的 360°切开，不会损伤巩膜和结膜，不会影响将来患儿可能接受的传统青光眼手术。借助微导管，术中 Schlemm 管定位明确，切开准确，可减少穿管迷路的发生及其并发症。在初次手术患儿中的效果显著，完全成功率为 81.0%。关于这两种式对开角型青光眼的临床疗效及安全性探讨，哪种效果更佳，需要根据更多对比数据及临床差异综合评判。对于手术失败的患者，可能需进一步考虑接受滤过性手术或引流阀植入术。手术失败的原因可能是下游集液管通道功能不良或房角切开处瘢痕形成。

术中常见并发症为前房积血（图 7-22），但多数在术后 1～3天能完全吸收。若术后 1 周仍有严重前房积血，可考虑行前房

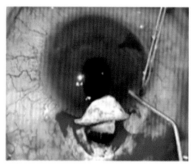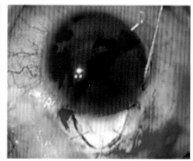

图 7-22　微导管引导下全周小梁切开术中出现前房积血

冲洗。术后定期随访时（通常 1 个月后）注意用房角镜观察以确保小梁瓣膜保持开放，以及检查是否发生 PAS 导致的房角关闭，配合睡前滴用 1% 的毛果芸香碱来将外周虹膜拉离手术区域。术后常见并发症还有虹膜前粘连（图 7-23）。其他并发症包括无功能滤过泡、脉络膜脱离、睫状体脱离、虹膜离断、晶状体损伤和感染。各种房角手术中都可能发生后弹力层脱离，在 GATT 极个别患者中也会发生。

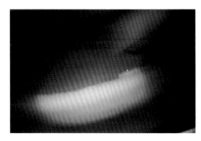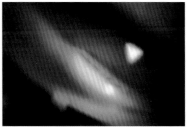

图 7-23　微导管引导下全周小梁切开术后出现虹膜前粘连

总之，对于原发性儿童青光眼，尤其是有手术史的患者，360°小梁切开术是一个理想的选择。和传统小梁切开术相比，微导管引导下的 360°小梁切开术能够更强效地降低眼压。

近年来，还出现了不受房角限制的治疗儿童青光眼的手术术式。穿透性黏小管成形术无滤过泡依赖 Schlemm 管引流、不发生瘢痕，对 Schlemm 管内结构的破坏小，还可适用于闭角型儿童青光眼，可能是治疗儿童青光眼的一种新的选择，其具有以下几个优势：①保留内引流特点；②不破坏术眼的生理结构；③无滤过泡相关的护理工作；④低眼压、浅前房相关并发症减少；⑤回避了瘢痕化这一个几乎不可能战胜的自然愈合反应。

表 7-6 对小梁切开、GATT 及穿透性黏小管成形术进行了对比。

表 7-6　手术术式比较

	小梁切开术	GATT	穿透性黏小管成形术
内引流	是	是	是
生理性结构的破坏性	120°	360°	20°，切口大，破坏小
手术操作难度	大	小	小
并发症	中等	中等	小
费用	小	大	大
近期效果	好	好	好
长期效果	可，PAS	可，PAS	待观察，PAS 少
适应证	开角	开角	不受房角限制

（二）小梁切除术

如果 Schlemm 管无法插管或既往小梁切开术失败，可以进行联合小梁切开术和小梁切除术，即去除巩膜瓣床中的部分组织，再进行虹膜切除和常规小梁切除术。小梁切除术联合丝裂霉素（MMC）可谨慎使用，对于某些病例可能会有帮助。

既往报道的 PCG 小梁切除术成功率在 50% ~ 87%。1 岁或以下患者的失败风险更高（达 5.6 倍）。晚期 PCG 的低龄患者失败风险较高是由于眼球突出、巩膜硬度不足及高度活跃的愈合和瘢痕形成。

对于 JOAG 患者，其治疗原则与成人原发性开角型青光眼类似，因此多首选小梁切除术。

（三）房水引流阀植入术

房水引流阀植入术在很多儿童青光眼病例中能带来长期降眼压作用。主要包括 Ex-PRESS 植入术、减压阀植入术等。前者操作相对简单，损伤小，无须切除小梁和虹膜组织，严重并发症少，不易出现玻璃体脱出或脉络膜上腔出血等。减压阀的长期降眼压效果较好，严重并发症亦较少。

房水引流阀植入术 PCG 的成功率差异很大。Molteno 报道数据为 56% ～ 95%，与单板植入物相比，双板植入物的成功率略高。Baerveldt 报道术后 12 个月时成功率为 80% ～ 95%，到 60 个月时降低到 50% 以下。

（四）睫状体光凝术

原理是使用光凝破坏睫状体色素上皮，减少房水生成。适用于绝对期和难治性青光眼、顽固性高眼压接受其他手术之前及高危并发症因素不适于手术者。但其效果受到多种因素影响，并发症较多，包括疼痛、出血、炎症、一过性高眼压、白内障、眼球萎缩、视力丧失等。睫状体光凝的长期有效性是有限的，常需反复治疗和药物应用。

其他手术方式在儿童青光眼的使用尚需有效性和安全性证实。

（五）注意事项

1. 已确诊的初诊病例，在证实具备一定视功能并全身情况允许的基本条件下均可及早安排手术。

2. 残余性青光眼或青光眼复发，在药物治疗失败的病例，可以选择再手术。在眼压不是很高、保证视功能损害不是很严重的情况下，两次手术间隔应尽量长一些。

3. 已无光感的病例原则上不做内眼手术，可以采取激光光凝等方式降低眼压，争取保留眼球。

4. 合并眼内活动性病变的病例，先用药物控制眼压，待病情稳定后一段时间再手术。

四、长期随访管理及治疗预后

一般出生后发病的婴幼儿型青光眼能够及时手术，其成功率可达 80%，但如果延误治疗，如 2 岁后才手术，即使眼压控制，一般也都发生难以逆转的并发症。青少年型青光眼的手术较婴幼儿型略差。

做了抗青光眼手术不等于一劳永逸，有一部分患者术后眼压还有可能没完全控制，或术后远期眼压又逐渐增高，因此需要长期或一生的随访，定期测量眼压，检查眼底和视野，必要时给予药物治疗或再次手术。

短期内，这些患者需要频繁随访以跟踪治疗反应并监测，以避免低眼压、感染和过度炎症。对于低龄患者，或眼压控制不足 2 年的患者，建议至少每 3 ~ 4 个月随访一次。需要定期进行终身随访（至少每 6 个月一次），因为即使通过手术干预实现了长期眼压控制，无症状复发也可能随时发生，需要通过药物治疗或进一步手术进行管理。此外，威胁视力的并发症可能随时发生，尤其是在滤过手术后。

（一）目标眼压的制定

目标眼压是一个眼压范围的上限，该眼压范围能够将病变发展速度降至最低，并在患者预期寿命内维持与视觉相关的生活质量。当发现青光眼进展或眼部和全身的伴随疾病有所进展时，应对目标眼压进行重新评估。每例患者的每只眼应单独进行目标眼压评估。

制定目标眼压是应考虑的因素如下。

1. 治疗前的眼压（基线眼压）　治疗前的眼压越低，设定的目标眼压越低。

2. 青光眼的严重程度及分期　诊断是青光眼性损伤越重，设定的目标眼压越低。

3. 随访中青光眼的进展速度　进展较快的患眼，目标眼压应设定更低。

4. 现有年龄和预期寿命　为年轻患者设定的目标眼压应更低。

5. 是否存在其他危险因素　如青光眼家族史、中央角膜厚度异常、剥脱综合征等。

6. 其他　患者的视觉要求，治疗的不良反应和风险。评估眼压时，建议考虑中央角膜厚度。初始视野缺损严重是青光眼致盲的最重要预测因素。

对于新确诊的青光眼患者，目标眼压由疾病严重程度和基线眼压决定，如早期青光眼的目标眼压应 < 21mmHg 且至少降低 20%；而中期青光眼的目标眼压应降至 18mmHg 以下，降低幅度至少 30%；对于更晚期青光眼，目标眼压可能需要更低。最初根据疾病分歧和眼压确定的目标眼压，之后需根据是否出现其他危险因素、患者预期寿命、治疗负担和患者意愿等因素进行不断调整。

随访期间，需根据是否达到目标眼压、视野损伤进展速度，结合观察期内的眼压水平、预期寿命和现有视功能损伤程度及合并的其他危险因素，调整目标眼压。

若治疗后眼压未达到目标眼压水平，但是视野检查结果的数量不足以判断病变进展速度，则应依据治疗原则考虑增加附加治疗。

及时治疗已经达到目标眼压，但若视野损伤进展迅速，导致在患者预期寿命内危及生活质量，则需将眼压在现有基础上进一步降低 20%。若治疗未达到目标眼压，则需加强治疗，与患者家属一起讨论、衡量增加附加治疗的风险和益处。

（二）视神经损伤进展的评估

随访阶段需要对青光眼视神经结构和功能损伤进行分析，这对后续治疗方案的制定或调整具有重要意义。因有检查配合度要求，视神经损伤进展的相关评估仅针对能配合相关检查的适龄患儿。

1. 青光眼相关眼部结构损伤进展的评估　主要是对视盘和视网膜神经纤维层（RNFL）损伤进展进行分析。国内常用系列眼底照相和系列 OCT 检查方法。眼底照相可对视盘和 RNFL 形态进行客观记录。比较后极部 45° 眼底像视盘盘沿和 RNFL 缺损不同时间的系列变化，可发现青光眼的进展情况。采用配比闪烁法观察基线和随访时的眼底图像，是评估早期和中期青光眼相关眼部结构损伤进展的较好方法。对 OCT 在不同时间测量的视盘周围 RNFL 厚度等定量参数进行事件分析和趋势分析，也可检测青光眼相关眼部结构损伤的进展。

2. 青光眼相关眼部功能损伤进展的评估　目前主要是对视野损伤进展进行评估。视野检测建议采用标准化自动视野检测法（standard automated perimetry，SAP）。国内临床常用的 SAP 设备包括 Humphrey 视野计和 Octopus 视野计。

建议在初次就诊后的 6 个月内获得 2 次可靠的视野基线检测结果，然后在初次就诊后每 4～6 个月进行 1 次视野检测。在初诊后的 2 年内进行 6 次可靠的视野检测。对这 6 次视野检测结果的进展进行分析，可及时发现快速进展型患者，并适时进行干预。此后，根据前 2 年的视野损伤进展分析结果，对具有低中度进展风险患者，视野检测的频率可减少至每年 1 次；对具有高度进展风险患者，仍需每年完成至少 2 次视野检测，必要时尽快重复视野检测，以确定或排除可能的视野损伤进展；对长期随访视野保持相对稳定的患者，视野检测可每年 1 次。

虽然目前尚缺乏参考标准，但应在整个青光眼病程中实施青光眼相关眼部结构和功能损伤进展分析。青光眼相关眼部结构与功能损伤进展不总是可以互相预测，但出现相关结构损伤进展的患者随后出现相关功能损伤进展的风险较高。对于早期青光眼患者，相关结构损伤的进展可能比相关功能损伤的进展更容易被检测到；而对于晚期青光眼患者，监测相关结构和功能损伤的进展均比较困难。

（三）屈光不正的矫正及弱视训练的必要性

注意儿童青光眼在眼压得以控制后，还有一个重要的治疗方面是矫正屈光不正。因为长期高眼压状态使眼球扩大，各屈光组织都已不是正常状态，一般会造成近视，如不注意矫正也会发生弱视。儿童时期是视觉功能发育的重要时期。在眼压控制后，应从整体上对角膜瘢痕、眼球震颤、斜视、弱视等各种影响视功能的因素进行评估，及时矫正屈光不正，进行适当的弱视训练，控制其他影响因素，最大程度改善视力预后。对晚期患儿由于已有一些继发病变，需要对眼球各组织长期随访与关注。

（四）儿童青光眼患者的心理健康

儿童青光眼的预后管理中，病情和医疗对患儿及其护理人员的影响逐渐受到重视。

青光眼不仅影响患儿的健康相关生活质量，并且会影响他们从幼儿园、青春期到成年时期在学校中的学习和成长。儿童青光眼患者护理人员的情感状态的心理负担也存在一定影响。主治医师及父母与患儿之间建立一种伙伴合作关系，共同制定能给予患儿的最大机会的策略，给予疾病控制并减少儿童青光眼带来的生理、心理、社会和经济上的损害的策略。

（张可可　竺向佳）

参 考 文 献

[1]　American Academy of Ophthalmology. Congenital glaucoma, cloudy corneas. https://www. aao. org/image/congenital-glaucoma-cloudy-corneas-2 Accessed, July 01, 2019.

[2]　Weinreb R N , Grajewski A L , Papadopoulos M, et al. Childhood glaucoma:the 9th consensus report of the World Glaucoma Association. Netherlands:Kugler Publications, 2013.

[3]　Neustein RF, Bruce BB, Beck AD. Primary Congenital Glaucoma Versus Glaucoma Following Congenital Cataract Surgery:Comparative Clinical Features and Long-term Outcomes. Am J Ophthalmol, 2016,170:214-222.

[4]　Anderson DR. The development of the trabecular meshwork and its abnormality in primary infantile glaucoma. Trans Am Ophthalmol Soc, 1981.

[5] Papadopoulos M, Cable N, Rahi J, Khaw PT. The British Infantile and Childhood Glaucoma (BIG) Eye Study. Invest Ophthalmol Vis Sci, 2007, 48(9):4100-4106.

[6] DeLuise VP, Anderson DR. Primary infantile glaucoma (Congenital glaucoma). Surv Ophthalmol, 1983, 28:1-18.

[7] Ohtake Y, Tanino T, Suzuki Y, et al. Phenotype of cytochrome P4501B1 gene (CYP1B1) mutations in Japanese patients with primary congenital glaucoma. Br J Ophthalmol, 2003, 87(3):302-304.

[8] Lewis CJ, Hedberg-Buenz A, DeLuca AP, et al. Primary congenital and developmental glaucomas. Hum Mol Genet, 2017, 26(R1):R28-R36.

[9] Narooie-Nejad M, Paylakhi SH, Shojaee S, et al. Loss of function mutations in the gene encoding latent transforming growth factor beta binding protein 2, LTBP2, cause primary congenital glaucoma. Hum Mol Genet, 2009, 18(20):3969-3977.

[10] Chouiter L, Nadifi S. Analysis of CYP1B1 Gene Mutations in Patients with Primary Congenital Glaucoma. J Pediatr Genet, 2017, 6(4):205-214.

[11] Rifkin DB. Latent transforming growth factor-beta (TGF-beta) binding proteins:orchestrators of TGF-beta availability. J Biol Chem, 2005, 280(9):7409-7412.

[12] Souma T, Tompson SW, Thomson BR, et al. Angiopoietin receptor TEK mutations underlie primary congenital glaucoma with variable expressivity. J Clin Invest, 2016, 126(7):2575-2587.

[13] Kaur K, Reddy AB, Mukhopadhyay A, et al. Myocilin gene implicated in primary congenital glaucoma. Clin Genet, 2005, 67(4):335-340.

[14] Vincent AL, Billingsley G, Buys Y, et al. Digenic inheritance of early-onset glaucoma:CYP1B1, a potential modifier gene. Am J Hum Genet, 2002, 70(2):448-460.

[15] Kabra M, Zhang W, Rathi S, et al. Angiopoietin receptor TEK interacts with CYP1B1 in primary congenital glaucoma. Hum Genet, 2017, 136(8):941-949.

[16] Pilat AV, Proudlock FA, Shah S, et al. Assessment of the anterior

segment of patients with primary congenital glaucoma using handheld optical coherence tomography. Eye (Lond), 2019, 33(8):1232-1239.

[17] Sampaolesi R, Argento C. Scanning electron microscopy of the trabecular meshwork in normal and glucomatous eyes. Invest Ophthalmol Vis Sci, 1977, 16(4):302-314.

[18] Anderson DR. The development of the trabecular meshwork and its abnormality in primary infantile glaucoma. Trans Am Ophthalmol Soc, 1981, 79:458-485.

[19] Kupfer C, Kaiser-Kupfer MI. Observations on the development of the anterior chamber angle with reference to the pathogenesis of congenital glaucomas. Am J Ophthalmol, 1979, 88(3 Pt 1):424-426.

[20] Williams AL, Eason J, Chawla B, et al. Cyp1b1 Regulates Ocular Fissure Closure Through a Retinoic Acid-Independent Pathway. Invest Ophthalmol Vis Sci, 2017, 58(2):1084-1097.

[21] Ely AL, El-Dairi MA, Freedman SF. Cupping reversal in pediatric glaucoma--evaluation of the retinal nerve fiber layer and visual field. Am J Ophthalmol, 2014, 158(5):905-915.

[22] Fayed MA, Chen TC. Pediatric intraocular pressure measurements: Tonometers, central corneal thickness, and anesthesia. Surv Ophthalmol, 2019, 64(6):810-825.

[23] Henriques MJ, Vessani RM, Reis FA, et al. Corneal thickness in congenital glaucoma. J Glaucoma, 2004, 13(3):185-188.

[24] Doozandeh A, Yazdani S, Ansari S, et al. Corneal profile in primary congenital glaucoma. Acta Ophthalmol, 2017, 95(7):e575-e581.

[25] Salchow DJ, Oleynikov YS, Chiang MF, et al. Retinal nerve fiber layer thickness in normal children measured with optical coherence tomography. Ophthalmology, 2006, 113(5):786-791.

[26] Hess DB, Asrani SG, Bhide MG, et al. Macular and retinal nerve fiber layer analysis of normal and glaucomatous eyes in children using optical coherence tomography. Am J Ophthalmol, 2005, 139(3):509-517.

[27] Rao A, Sahoo B, Kumar M, et al. Retinal nerve fiber layer thickness in

children < 18 years by spectral-domain optical coherence tomography. Semin Ophthalmol, 2013, 28(2):97-102.

[28] Rotruck JC, House RJ, Freedman SF, et al. Optical Coherence Tomography normative peripapillary retinal nerve fiber layer and macular data in children ages 0-5 years. Am J Ophthalmol, 2019, 208:323-330.

[29] Hsu ST, Chen X, Ngo HT, et al. Imaging Infant Retinal Vasculature with OCT Angiography. Ophthalmol Retina, 2019, 3(1):95-96.

[30] Maeda-Chubachi T, Chi-Burris K, Simons BD, et al. Comparison of latanoprost and timolol in pediatric glaucoma:a phase 3, 12-week, randomized, double-masked multicenter study. Ophthalmology, 2011, 118(10):2014-2021.

[31] Kim JS, Blizzard S, Woodward JA, et al. Prostaglandin-Associated Periorbitopathy in Children and Young Adults with Glaucoma. Ophthalmol Glaucoma, 2020, 3(4):288-294.

[32] Comi A. Current Therapeutic Options in Sturge-Weber Syndrome. Semin Pediatr Neurol, 2015, 22(4):295-301.

[33] Seifi M, Walter MA. Axenfeld-Rieger syndrome. Clin Genet, 2018, 93(6):1123-1130.

[34] Alward WL. Axenfeld-Rieger syndrome in the age of molecular genetics. Am J Ophthalmol, 2000, 130(1):107-115.

[35] Dolezal KA, Besirli CG, Mian SI, et al. Glaucoma and Cornea Surgery Outcomes in Peters Anomaly. Am J Ophthalmol, 2019, 208:367-375.

[36] Huang H, Bao WJ, Yamamoto T, et al. Postoperative outcome of three different procedures for childhood glaucoma. Clin Ophthalmol, 2019, 13:1-7.

[37] Mandal AK, Gothwal VK, Nutheti R. Surgical outcome of primary developmental glaucoma:a single surgeon's long-term experience from a tertiary eye care centre in India. Eye, 2007, 21(6):764-774.

[38] Khalil DH, Abdelhakim MA. Primary trabeculotomy compared to combined trabeculectomy-trabeculotomy in congenital glaucoma:3-year study. Acta Ophthalmol, 2016, 94(7):e550-e554.

[39] Jayaram H, Scawn R, Pooley F, et al. Long-Term Outcomes of Trabeculectomy Augmented with Mitomycin C Undertaken within the First 2 Years of Life. Ophthalmology, 2015, 122(11):2216-2222.

[40] Beck AD, Wilson WR, Lynch MG, et al. Trabeculectomy with adjunctive Mitomycin c in pediatric glaucoma. Am J Ophthalmol, 1998, 126:648-657.

[41] Margeta MA, Kuo AN, Proia AD, et al. Staying away from the optic nerve:a formula for modifying glaucoma drainage device surgery in pediatric and other small eyes. J aapos, 2017, 21(1):39-43. e1.

[42] Ishida K, Mandal AK, Netland PA. Glaucoma Drainage Implants in Pediatric Patients. Ophthalmol Clin North Am, 2005, 18:431-442.

[43] Tung I, Marcus I, Thiamthat W, et al. Second glaucoma drainage devices in refractory pediatric glaucoma:failure by fibrovascular ingrowth. Am J Ophthalmol, 2014, 158(1):113-117.

[44] Beck AD, Freedman S, Kammer J, et al. Aqueous shunt devices compared with trabeculectomy with Mitomycin-C for children in the first two years of life. Am J Ophthalmol, 2003, 136(6):994-1000.

[45] Mandalos A, Tailor R, Parmar T, et al. The Long-term Outcomes of Glaucoma Drainage Device in Pediatric Glaucoma. J Glaucoma, 2016, 25(3):e189-195.

[46] Abdelrahman AM, El Sayed YM. Micropulse Versus Continuous Wave Transscleral Cyclophotocoagulation in Refractory Pediatric Glaucoma. J Glaucoma, 2018, 27(10):900-905.

[47] Way AL, Nischal KK. High-frequency ultrasound-guided transscleral diode laser cyclophotocoagulation. Br J Ophthalmol, 2014, 98(7):992-994.

[48] Bock CJ, Freedman SF, Buckley EG, et al. Transscleral diode laser cyclophotocoagulation for refractory pediatric glaucomas. J Pediatr Ophthalmol Strabismus, 1997, 34(4):235-239.

[49] Kirwan JF, Shah P, Khaw PT. Diode laser cyclophotocoagulation:role in the management of refractory pediatric glaucomas. Ophthalmology, 2002, 109(2):316-323.

[50] Autrata R, Rehurek J. Long-term results of transscleral cyclophotocoagulation in refractory pediatric glaucoma patients. Ophthalmologica, 2003, 217(6):393-400.

[51] Neely DE, Plager DA. Endocyclophotocoagulation for management of difficult pediatric glaucomas. J Aapos, 2001, 5(4):221-229.

[52] Glaser TS, Mulvihill MS, Freedman SF. Endoscopic cyclophotocoagulation (ECP) for childhood glaucoma:a large single-center cohort experience. J AAPOS, 2019, 23(2):84 e1- e7.

[53] Baig NB, Lin AA, Freedman SF. Ultrasound evaluation of glaucoma drainage devices in children. J AAPOS, 2015, 19(3):281-284.

[54] Shaffer RN. Prognosis of goniotomy in primary infantile glaucoma (trabeculodysgenesis). Trans Am Ophthalmol Soc, 1982, 80:321-325.

[55] Kantipuly A, Pillai MR, Shroff S, et al. Caregiver Burden in Primary Congenital Glaucoma. Am J Ophthalmol, 2019.

[56] Shi Y, Wang H, Yin J, et al. Microcatheter-assisted trabeculotomy versus rigid probe trabeculotomy in childhood glaucoma. British Journal of Ophthalmology, 2015, 100(9):1257-1262.

[57] Brian AF, Steven RS, James CT. Minimally invasive glaucoma surgery:a practical guide. Thieme Medical Publishers, 2017.

[58] Leonard BN, Scott EO. Harley's Pediatric Ophthalmology, 5th Edition. Lippincott Williams & Wilkins, 2005.

[59] Castaneda-Diez R, Mayorquín-Ruiz M, Esponda-Lamoglia C, et al. Current Diagnosis and Management of Angle-Closure Glaucoma. Glaucoma - Current Clinical and Research Aspects, Dr. Pinakin Gunvant (Ed.). InTech, 2011.

[60] Dada T, Sidhu T. Gonioscopy:A Text and Atlas. Chapter 9:Normal Gonioscopic Anatomy. Jaypee Brothers Medical Publishers, 2018.

[61] 中华医学会眼科学分会青光眼学组 , 中国医师协会眼科医师分会青光眼学组 . 中国青光眼指南 (2020 年). 中华眼科杂志 , 2020, 56(08):573-586.

[62] 李凤鸣 . 眼科全书 . 2 版 . 北京 : 人民卫生出版社 , 1996.

第 8 章

儿童眼底病

第一节　早产儿视网膜病变

早产儿视网膜病变（retinopathy of prematurity，ROP）是一种发生在早产儿和低出生体重儿的眼部视网膜血管增生性疾病。严重者可引起牵拉性视网膜脱离，导致失明，目前已成为世界范围内儿童盲的首位原因。随着我国围生医学和新生儿学科的发展，新生儿重症病房的普遍建立，早产儿和低体重儿的存活率明显提高，曾在发达国家早年就已出现的ROP，在我国的发病也呈现上升趋势。我国人口基数大，每年新生儿约为2000万，其中早产儿占7%～10%，国内报道的ROP检出率为6.6%～24.6%。

（一）病因

ROP的发生由多种原因所致，其中与早产、视网膜血管发育不成熟等因素密切相关。一般来讲，出生孕周越低、出生体重越小，ROP的发生率也越高。此外，不规范用氧对视网膜血管发育也有一定影响，与ROP的发生也有一定关系。

（二）临床症状及眼部体征

1.临床症状　早期ROP的症状比较隐蔽，随疾病进展，可出现患儿不追视、斜视、对光反应迟钝，严重者可出现"白瞳症"。

2. 眼部体征 依据临床表现，国际 ROP 分期委员会制定了 ROP 国际分类法，提出了描述眼底分区（图 8-1）、病变范围和严重程度的标准术语。

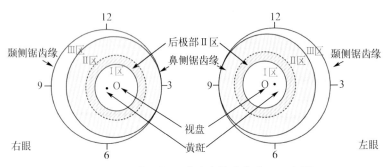

图 8-1 早产儿视网膜病变的病变分区示意图

（1）病变分区：Ⅰ区是以视盘为中心，视盘中心到黄斑中心凹距离的 2 倍为半径画圆；Ⅱ区是以视盘为中心，视盘中心到鼻侧锯齿缘为半径画圆，除去Ⅰ区之后的环状区域，Ⅰ区边缘延伸至Ⅱ区的 2 个视盘直径区域为后极部Ⅱ区；Ⅱ区以外剩余的部位为Ⅲ区。早期病变越靠近后极部（Ⅰ区），进展的风险性越大。

（2）病变范围：将视网膜按时钟钟点位进行划分，以累及终点方位数描述病变的范围。

（3）病变分期：按病情由轻到重，ROP 可分为 5 期：① 1 期（分界线期）：约发生在矫正胎龄 34 周，在眼底周边视网膜有血管区与无血管区之间出现分界线；② 2 期（嵴期）：平均发生于矫正胎龄 35 周（32—40 周），眼底分界线隆起呈嵴样改变；③ 3 期（增殖期）：平均发生于矫正胎龄 36 周（32—43 周），眼底分界线的嵴上出现视网膜血管扩张增殖，伴随纤维素质增殖；④ 4 期（部分视网膜脱离期）：由于纤维血管增殖发生局限性牵拉性视网膜脱离，先起于周边，逐渐向后极部发展；根据黄斑有无脱离又将此期分为 A 和 B 期，4A 期：无黄斑脱离，4B 期：黄斑脱离；⑤ 5 期（视网膜全脱离期）：约发生在出生后 10 周，视网膜发生全脱离。病变晚期可出现前房变浅或消失，可继发青光眼、角膜变性或眼球萎缩等（图 8-2 至图 8-6）。

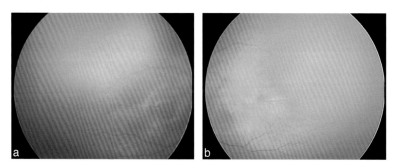

图 8-2　双眼 1 期早产儿视网膜病变

患儿女，出生孕周 27^{+2} 周，出生体重 1.30kg，矫正胎龄 34 周行眼底筛查。双眼颞侧Ⅲ区可见有血管区与无血管区分界线 (a 为右眼，b 为左眼)。

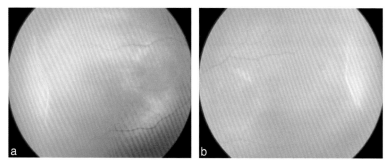

图 8-3　双眼 2 期早产儿视网膜病变

患儿女，出生孕周 33 周，出生体重 1.80kg，矫正胎龄 40 周行眼底筛查。双眼颞侧Ⅲ区可见有血管区与无血管区分界线呈嵴样隆起 (a 为右眼，b 为左眼)。

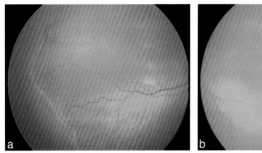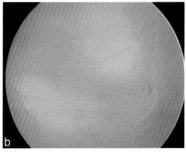

图 8-4 双眼 3 期早产儿视网膜病变

患儿男，出生孕周 29^{+3} 周，出生体重 1.25kg，矫正胎龄 36 周行眼底筛查。双眼颞侧Ⅱ区 3 期病变，可见嵴上纤维血管组织增殖 (a 为右眼，b 为左眼)。

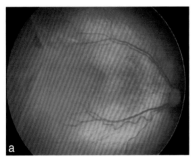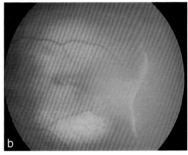

图 8-5 双眼 4 期早产儿视网膜病变

患儿女，出生孕周 28^{+5} 周，出生体重 1.20kg，矫正胎龄 39 周行眼底筛查。右眼视盘牵拉变形，双眼颞侧可见视网膜牵拉隆起，黄斑在位，为 4A 期 (a 为右眼，b 为左眼)。

（4）附加病变（plus disease）：提示活动期病变的严重性，指后极部至少 2 个象限出现视网膜血管扩张、迂曲，严重的附加病变还包括虹膜血管充血或扩张、瞳孔散大困难（瞳孔强直）、玻璃体可有混浊。存在附加病变时用"+"表示。

（5）阈值病变：平均发生在矫正胎龄 37 周，是指Ⅰ区和Ⅱ区的 3 期 +，相邻病变连续至少达 5 个终点，或累及达 8 个

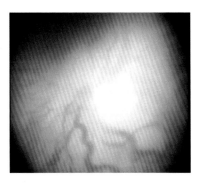

图 8-6　右眼 5 期早产儿视网膜病变

患儿男，出生孕周 32^{+4} 周，出生体重 1.50kg，矫正胎龄 41 周行眼底筛查。右眼全视网膜脱离。

钟点，是必须治疗的病变。

（6）阈值前病变：平均发生在矫正胎龄 36 周，指存在明显 ROP 病变但尚未达到阈值期病变的严重程度。1 型阈值前病变包括 Ⅰ 区任何一期伴有附加病变、Ⅰ 区的 3 期病变不伴附加病变、Ⅱ 区的 2 期或 3 期病变伴附加病变；2 型阈值前病变包括 Ⅰ 区的 1 期或 2 期病变不伴随附加病变，Ⅱ 区的 3 期病变不伴附加病变。1 型阈值前病变为近年 "ROP 早期治疗" 多中心临床试验推荐的 ROP 治疗指征。

（7）急进型 ROP（aggressive ROP，A-ROP）：常发生在极低出生体重的早产儿，也可见于体重较大的早产儿，病变可累及超出后极部的视网膜，进展迅速，常累及 4 个象限，病变平坦，嵴可不明显，血管短路不仅发生于视网膜有血管和无血管交界处，也可发生于视网膜内。可不按典型的 1～3 期的规律进展，常伴严重的附加病变（图 8-7）。

（三）辅助检查

1. 眼底检查　间接检眼镜是早产儿眼底检查的金标准。广角眼底照相机近些年被广泛应用于临床，必要时需两者结合使用。

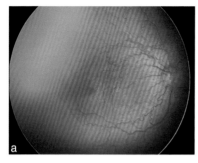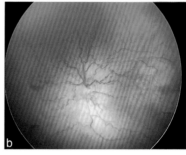

图 8-7 急进型后极部早产儿视网膜病变（AP-ROP）

患儿女，出生孕周 31^{+5} 周，出生体重 1.45kg，矫正胎龄 36 周行眼底筛查。双眼视网膜血管高度迂曲、扩张（附加病变），左眼伴小片状出血（a 为右眼，b 为左眼）。

2. 荧光素眼底血管造影（fundus fluorescein angiography，FFA） 可清晰地显现血管，观察患者血管异常形态变化，如周边部动静脉短路、毛细血管扩张、毛刷状新生血管、荧光素渗漏等，还可以在 FFA 的引导下，制定更精准的激光方案。

3. 眼部 B 超 可观察玻璃体及视网膜情况，判断嵴的高低、是否有纤维增殖牵拉、视网膜脱离等。

（四）预防与筛查

预防最有效的方法是建立完善的筛查制度，通过早筛查、早诊断、及时治疗达到阻止病变发展的目的。2014 年由中华医学会眼科分会眼底病学组，制定了新的《中国早产儿视网膜病变筛查指南（2014 年）》（表 8-1）

（五）治疗方法

近年来，随着对 ROP 发病机制的进一步了解，治疗方案也在不断完善。ROP 患儿中病变自然退行的比例很大，对于 1 期和 2 期病变应进行密切观察，90% 以上的患儿不会发展到阈值病变，而仅约 5% 的婴幼儿（多为出生体重低于 1500g 者）会发展到阈值病变或 1 型阈值前病变。目前主要为手术治疗，

表 8-1　中国早产儿视网膜病变筛查指南（2014）

项目	内容
出生孕周和出生体重的筛查标准	①对出生体重＜2000g，或出生孕周＜32周的早产儿和低体重儿，进行眼底筛查，随诊至周边视网膜血管化 ②对患有严重疾病或有明确较长时间吸氧史，儿科医师认为比较高危的患者可适当扩大筛查范围
筛查起始时间	首次检查应在生后4—6周或矫正胎龄31—32周开始
干预时间	确诊阈值病变或1型阈值前病变后，应尽可能在72小时内接受治疗，无治疗条件要迅速转诊
筛查人员要求	检查由足够经验和相关知识的眼科医师进行
筛查方法	检查时要适当散大瞳孔，推荐使用间接检眼镜进行检查，也可用广角眼底照相机筛查。检查可以联合巩膜压迫法进行，至少检查2次
筛查间隔期	①Ⅰ区无ROP，1期或2期ROP每周检查1次 ②Ⅰ区退行ROP，可以1～2周检查1次 ③Ⅱ区2期或3期病变，可以每周检查1次 ④Ⅱ区1期病变，可以1～2周检查1次 ⑤Ⅱ区1期或无ROP，或Ⅲ区1期、2期，可以2～3周随诊
终止检查的条件	满足以下条件之一即可终止随诊 ①视网膜血管化（鼻侧已达锯齿缘，颞侧距锯齿缘1个视盘直径） ②矫正胎龄45周，无阈值前病变或阈值病变，视网膜血管已发育到Ⅲ区 ③视网膜病变退行

早期的主要治疗方法有激光光凝术、冷凝术和抗血管内皮生长因子（vascular endothelial growth factor，VEGF）疗法。4期和5期晚期病例尽管可行巩膜扣带术或玻璃体视网膜手术，但

结果并不乐观。

1.激光光凝术 双目间接检眼镜下的光凝治疗是 ROP 早期治疗的有效方法，也是目前临床指南中明确的疗法。一旦发现 ROP 阈值病变和 1 型阈值前病变，应在 72 小时内对无血管区进行激光光凝术（图 8-8），成功率达 90% 以上。光凝的范围为锯齿缘到嵴之间的视网膜无血管区，并需要在术后进行密切随访，观察有无遗漏区域，并给予相应处理。完全光凝后 1 个月附加病变和嵴一般可以消退。

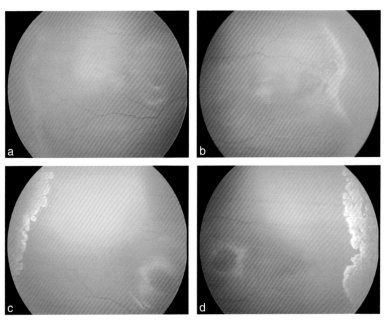

图 8-8 早产儿视网膜病变激光光凝术前后对比图

患儿男，出生孕周 30^{+4} 周，出生体重 1.5kg，矫正胎龄 35 周行眼底筛查。a、b. 为术前双眼 ROPII 区 3 期伴附加病变，诊断为 1 型阈值前病变，行激光光凝术。c、d. 为术后 1 个月，嵴消退，激光斑分布良好（a、c 为右眼，b、d 为左眼）。

　　激光光凝术常见的近期并发症有视网膜出血、玻璃体积血、角膜上皮损伤、葡萄膜炎反应、并发性白内障和局部缺血等。远期并发症主要有眼底组织结构不良或视功能不良等。此外，有报道 ROP 的激光光凝治疗与患儿近视相关。

　　2. 抗 VEGF 治疗　　抗 VEGF 药物可通过抑制机体内 VEGF 的过度表达来调控眼内的血管增生情况，促进患者视网膜血管发育，对于传统治疗方法效果不佳的 ROP 患者，可通过此种方法治疗（图 8-9）。近年来，抗 VEGF 药物治疗 ROP 的有效

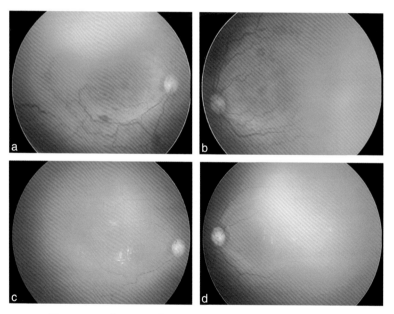

图 8-9　早产儿视网膜病变抗 VEGF 药物治疗前后对比图
患儿女，出生孕周 30^{+3} 周，出生体重 1.45kg，矫正胎龄 36 周行眼底筛查。a、b. 为术前双眼眼底像，诊断为 A-ROP，行双眼抗 VEGF 药物治疗。c、d. 为术后 5 个月，血管迂曲扩张好转，继续向周边发育 (a、c 为右眼，b、d 为左眼)。

性已初步得到证实，但临床上有些患者需多次重复注药，许多患者需经补充激光光凝术才能控制病情。考虑到抗 VEGF 治疗 ROP 的随访时间尚短及可能潜在眼部和全身危险，建议仅用于Ⅰ区 ROP、A-ROP 及作为光凝治疗的补充。

3. 冷凝治疗　冷冻疗法是早年应用于 ROP 的治疗方法之一。随着光凝技术的逐步推广，降低了对全身麻醉的要求，并且全身并发症更少，冷凝有逐渐被取代的趋势。目前冷凝治疗适用于激光治疗反应不明显时、激光治疗无效时或屈光间质混浊无法进行激光光凝者。一般认为，对于周边病变冷凝和激光效果相同，对于后极部病变光凝优于冷凝，对远周边部不易于光凝区冷凝可弥补光凝的不足。

4. 巩膜扣带术　适用于刚刚开始的影响到Ⅰ区的 ROP 牵拉性视网膜脱离（4 期和 5 期）或合并裂孔的牵拉性视网膜脱离。巩膜扣带术的时机和方式尚无定论，但其优于玻璃体手术之处是可以保留　　　。随着保留晶体玻璃体切割术的应用，单纯应用巩膜扣带术治疗 ROP 的病例已经越来越少。

5. 玻璃体手术　当 ROP 患者出现视网膜脱离、晶体后纤维增生或扣带术未成功者应考虑玻璃体切割术。包括保留晶体玻璃体切割术、闭合式玻璃体切除联合晶体切除术和开放式玻璃体切割术。对于晚期的 ROP，如不及时治疗，患眼会很快进入到终末期，出现高眼压、角膜病变、瞳孔闭锁，最终眼球萎缩。玻璃体切割术是阻止患眼彻底失明的最后手段。但需要说明的是，即使手术能达到理想的视网膜解剖复位，视网膜功能的恢复也相当有限。

（刘伟伟　卢跃兵）

参 考 文 献

[1]　王雨生 . 图说小儿眼底病 . 北京：人民卫生出版社 , 2018:79-109.

[2]　中华医学会眼科学分会眼底病学组 . 中国早产儿视网膜病变筛查指

南 (2014). 中华眼科杂志 , 2014, 50(12):933-935.

[3] 王亮 , 张自峰 , 李曼红 , 等 . 早产儿视网膜病变的自然退行 . 中华眼科杂志 , 2021, 57(2):150-155.

[4] 黎晓新 . 我国早产儿视网膜病变特点和筛查指南 . 中华眼底病杂志 , 2004, 20(6):384-386.

[5] 李曼红 , 张自峰 , 王雨生 , 等 . 激光光凝治疗早产儿视网膜病变的疗效分析 . 中华眼底病杂志 , 2014, 30(1):24-27.

[6] 朱苾丹 , 李绍军 . 我国早产儿视网膜病变筛查及治疗现状 . 中国斜视与小儿眼科杂志 , 2019, 27(3):44-47, 32.

[7] Reynolds JD, Dobson V, Quinn GE, et al. Evidence-based screening criteria for retinopathy of prematurity:natural history data from the CRYO-ROP and LIGHT-ROP studies. Arch Ophthalmol, 2002, 120(11):1470-1476.

[8] Chen YH, Lien RI, Tsai S, et al. Natural history of retinopathy of prematurity:two-year outcomes of a prospective study. Retina, 2015, 35(1):141-148.

[9] Fierson WM. Screening examination of premature infants for retinopathy of prematurity. Pediatrics, 2018, 142(6):e20183061.

[10] Darlow BA, Gilbert CE, Quiroga AM. Setting up and improving retinopathy of prematurity programs:interaction of neonatology nursing and ophthalmology. Clin Perinatol, 2013, 40(2):215-227.

[11] Ellsbury DL, Clark RH, Ursprung R, et al. A multifaceted approach to improving outcomes in the NICU:the pediatrix 100 000 babies campaign. Pediatrics, 2016, 137(4):e20150389.

[12] Brocato B, Holliday N, Whitehurst J, et al. Delayed cord clamping in preterm neonates:a review of benefits and risks. Obstet Gynecol Surv, 2016, 71(1):39-42.

[13] Early Treatment For Retinopathy Of Prematurity Cooperative Group. Revised indications for the treatment of retinopathy of prematurity:results of the early treatment for retinopathy of prematurity randomized trial. Arch Ophthalmol, 2003, 121(12):1684-1694.

[14] International Committee for the Classification of Retinopathy of

Prematurity. The International Classification of Retinopathy of Prematurity revisited. Arch Ophthalmol, 2005, 123(7):991-999.

[15] Phelps DL, ETROP Cooperative Group. The Early Treatment for Retinopathy of Prematurity study:better outcomes, changing strategy. Pediatrics, 2004, 114(2):490-491.

[16] Section on Ophthalmology American Academy of Pediatrics, American Academy of Ophthalmology, American Association for Pediatric Ophthalmology and Strabismus. Screening examination of premature infants for retinopathy of prematurity. Pediatrics, 2006, 117(2):572-576.

[17] Hwang CK, Hubbard GB, Hutchinson AK, et al. Outcomes after Intravitreal Bevacizumab versus Laser Photocoagulation for Retinopathy of Prematurity:A 5-Year Retrospective Analysis. Ophthalmology, 2015, 122(5):1008-1015.

[18] Mutlu FM, Sarici SU. Treatment of retinopathy of prematurity:a review of conventional and promising new therapeutic options. Int J Ophthalmol, 2013, 6(2):228-236.

[19] Chiang MF, Quinn GE, Fielder AR, et al. International Classification of Retinopathy of Prematurity, Third Edition. Ophthalmology, 2021, 128(10): e51-e68.

第二节　视网膜母细胞瘤

视网膜母细胞瘤（retinoblastoma，RB）是婴幼儿最常见的原发性眼内恶性肿瘤，源自神经外胚层，可全身转移。发病率为1/20 000～1/15 000，其中60%为非遗传型，多为单眼发病；40%为遗传型，多为双眼发病。患儿发病早，几乎90%发生在3岁以内，10岁以上的大龄患儿罕见。该肿瘤有侵犯视神经，向眶内、颅内扩展的倾向，肿瘤向眶内扩展或眼球摘除后复发者占患儿的10%～12%。肿瘤向颅内及全身转移者，死亡率高达94%～100%。RB未经治疗多在2～4年死亡。现今，对 RB 的治疗理念及治疗模式已发生转变，我国对 RB 的治疗已取得显著的成果，患儿的存活率不断提高。

（一）病因

肿瘤的发生和发展是一个复杂的过程，有很多影响因素，包括癌基因的激活、抑癌基因的失活、凋亡机制的异常及其他因子的改变。目前研究认为，视网膜母细胞瘤的发生与 RB 基因突变（位于 13q14）有关。经历 2 次基因突变使 RB 基因中正常的等位基因失活。当两个等位基因均发生突变，由体细胞的杂合子型变成了纯合子状态，细胞将失去正常 RB 蛋白功能，细胞正常周期被打破，细胞分化失去控制，从而形成肿瘤。

（二）临床症状及眼部特征

1. 临床症状　临床表现呈多样性及隐匿性，最常表现为白瞳症，其次为斜视、眼红、畏光流泪、视力下降、视物遮挡、眼球萎缩等。

2. 眼部体征　眼底检查可见黄白色或白色视网膜实性占位，其他伴随体征还有继发性青光眼、无菌性眶蜂窝织炎、假性前房积脓、前房积血、玻璃体积血、视网膜脱离、虹膜红变、葡萄膜炎等改变。

3. 分期　国内根据病情分为四期。

（1）眼内生长期：早期眼底任何部位可见黄白色或白色，单个或多个隆起结节。可见瞳孔区白色反光。

（2）青光眼期：肿瘤长大，充满玻璃体腔，推晶体和虹膜向前，使房角变窄或关闭，眼压增高。或肿瘤细胞前房种植阻塞房角、直接侵犯房角等引起继发青光眼。

（3）眼外扩展期：肿瘤细胞沿视神经蔓延至眶内和颅内，眼球突出，甚至表面坏死出血。

（4）全身转移期：肿瘤细胞经淋巴管向淋巴结、软组织转移，经血液循环向全身转移。

RB 还分为眼内期与眼外期。眼内期目前主要采用国际分级标准（international Intraocular Retinoblastoma Classification，IIRC）（表 8-2，图 8-10、图 8-11），眼外期肿瘤参照 TNM 临床分期标准。

表 8-2 视网膜母细胞瘤眼内期国际分期标准（IIRC）

分期	眼部体征
A	远离黄斑和视盘的视网膜内小肿瘤。所有瘤体最大直径 ≤ 3mm，距离黄斑＞ 3mm，距离视盘＞ 1.5mm
B	不属于 A 组的所有局限在视网膜内的肿瘤，无玻璃体或视网膜下的种植，任何与肿瘤相关的视网膜下液不超出瘤体边缘 5mm 以内
C	伴轻微视网膜下或玻璃体种植的散在局限性病变。视网膜下液超出瘤体边缘 5mm；局限性视网膜下种植，距离肿瘤＜ 5mm；邻近单个肿瘤的局限性微小玻璃体种植
D	伴明显的玻璃体或视网膜下种植的弥漫性病变
E	符合下述任意一种或多种特征：肿瘤达到玻璃体前界膜或触及晶体；肿瘤累及睫状体或眼前节；新生血管性青光眼；大量眼球出血；弥漫浸润型 RB；眼球痨；无菌性眶蜂窝织炎；影像学显示可疑视神经侵犯、脉络膜或巩膜侵犯及眼眶侵犯

4. 鉴别诊断　RB 多表现为白瞳症，需与 Coats 病、永存原始玻璃体增生症（PHPV）、早产儿视网膜病变（ROP）相鉴别。Costs 病是因为视网膜毛细血管炎与毛细血管扩张引起的广泛视网膜下渗出，导致视网膜脱离的病变。好发于 5—10 岁男性，绝大多数为单眼发病，血管迂曲扩张局部呈腊肠或串珠样改变，极少有钙化。超声检查可呈现流沙样运动。影像学检查增强无强化。PHPV 是胚胎原始玻璃体不能退化和胚胎结缔组织过度增生的一种先天性疾病，发生于足月儿，多单眼发病，可伴其他眼部异常，包括小眼球、角膜白斑、晶体异常、眼球震颤等。

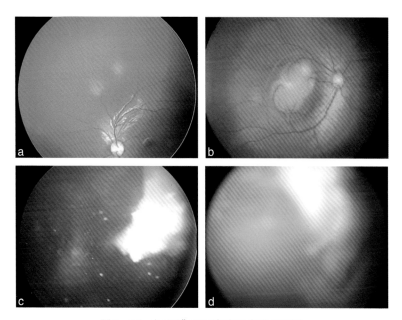

图 8-10　视网膜母细胞瘤患者眼底照片

a. RBA 期，左眼视盘上方可见 2 个隆起肿瘤灶，直径分别约 0.5PD 和 1PD 大小；b. RBB 期，右眼黄斑区可见 1 大小约 3PD×4PD 椭圆形肿瘤；c. RBD 期，左眼可见玻璃体混浊，大量肿瘤种植，视盘隐约可见，眼底窥不清；d. RBE 期，右眼玻璃体内大量积血，隐约可见黄白色瘤体，患者伴眼压高 (a 与 d 为同一患者)。

眼内无钙化灶，晶体与视网膜之间可见管状或圆锥状软组织影，为血管纤维性增生物。ROP 均有早产史，大多为双眼对称性发病，B 超显示眼内无实性占位病变。

（三）辅助检查

1. 眼底检查　眼底检查是 RB 最直接的检查方法，可直接观察肿瘤形态及眼内种植情况。使用间接检眼镜进行检查，也可用广角眼底照相机。

2. 眼部 B 超　可观察肿瘤的大小、形态，判断是否有视网

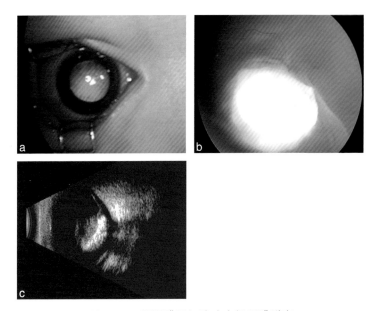

图 8-11 视网膜母细胞瘤全视网膜脱离

a. 患儿右眼外观呈现"白瞳症"；b. 眼底显示可见后极部黄白色瘤体，视网膜下液伴广泛视网膜隆起脱离，为 D 期；c. B 超可见眼内占位性病变，内可见强回声钙化灶，后有声影，伴视网膜脱离。

膜脱离。可见自球壁向玻璃体腔内隆起的单个或多个大小不等的肿块，内回声强弱不等，斑块状强回声为钙化灶，其后可见声影。钙化灶的存在是 RB 特征性改变。

3. 计算机断层扫描（CT） CT 可以发现 RB 瘤体内极小的钙化斑点，这对于 RB 的诊断十分重要，当肿瘤侵犯眼球外时可表现为视神经增粗及眶内或颅内肿块。

4. 磁共振成像（MRI） MRI 可表现为眼内异常软组织信号，当钙化较大时，T1WI、T2WI 均表现为低信号。MRI 显示肿瘤蔓延优于 CT，但 CT 可以较好的显示钙化灶，对疾病的鉴别诊断优于 MRI。

（四）治疗方法

近些年来，国内 RB 的治疗也逐渐与发达国家接轨，目前全身化疗联合局部治疗的综合疗法是 RB 首选的治疗方案。

1. 全身化学疗法　化学减容法是在化学治疗的基础上提出的理念，其目的在于使用化疗的方法使肿瘤的体积缩小，以便进行范围更局限，损伤更轻微的局部治疗，从而避免眼球摘除或者外放疗等侵袭性强的治疗，以此保存患儿眼球或有用视力。目前国内常用的化疗方案有 CEV（联合应用长春新碱、卡铂、依托泊苷）和 CCTV 方案（联合应用卡铂、环孢素 A、长春新碱、依托泊苷）。化疗疗效虽然较好，但长期全身化疗可引起骨髓抑制、耳毒性、肾毒性等不良反应，同时大剂量化疗也可导致肿瘤多药耐药性的发生（图 8-12）。

2. 局部疗法　局部疗法主要包括：激光光凝法、冷凝疗法、眼动脉介入治疗、玻璃体内化疗、玻璃体切割术、局部外放疗，还包括眼球摘除术。激光光凝术是最常见的局部疗法。一般应用于赤道部或者赤道后尚未累及黄斑及视盘的肿瘤。基底部直径≤ 4mm，高度≤ 2mm，无玻璃体种植者。冷凝术适用于赤道部或赤道前的肿瘤基底部直径≤ 4mm，高度≤ 2mm，无玻璃体种植者。眼动脉介入治疗是一种新型治疗 RB 的手段，该方法是通过微导丝微导管技术将化疗药物直接送入 RB 侧眼动脉，使病灶区域药物浓度增加，使到达肿瘤组织的药物浓度比一般周围静脉给药提高 10 ～ 30 倍。因眼动脉介入患者随访时间短，该技术操作难度大，目前尚未广泛开展。玻璃体内化疗及玻璃体切割术均存在肿瘤播散转移的风险，目前临床存在争议。外放射治疗可用于局部治疗与化疗无效的肿瘤，放射治疗可引起患儿颜面部发育畸形，而且还可能引起第二恶性肿瘤的发生，年龄较小的患儿不建议使用。眼球摘除术适用于所有 IIRC 分期为 E 期或 D 期伴或不伴有对侧眼病变者，在很多晚期患儿仍是一种延长生命的有效手段。

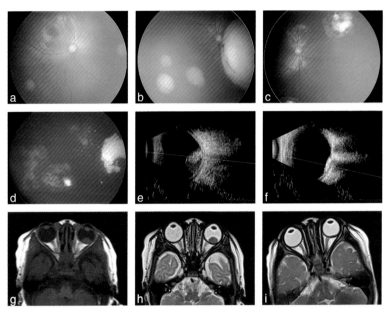

图 8-12 视网膜母细胞瘤治疗前后对比图（右眼 A 期，左眼 B 期）

a. 治疗前患者右眼眼底可见 3 个白色类圆形肿瘤，直径 1.5PD—2PD 大小（图片仅显示 2 个）；b. 治疗前左眼可见多个大小不等类圆形肿瘤，边界清楚，未见明显种植；c、d. 治疗后 3 年患者眼底可见病灶萎缩、钙化，瘢痕稳定（c 为右眼，d 为左眼）；e、f. 治疗前后右眼 AB 超声图比较，治疗前可见自球壁隆起占位性病变，内可见强回声钙化灶，治疗 3 年后病灶钙化稳定，其后明显声影（e 为治疗前，f 为治疗后）；g、h. 治疗前 MRI 图像，示眼内等 T1、短 T2 信号不规则占位；i. 治疗 3 年后右眼球壁见小范围短 T2 信号。

（刘伟伟　卢跃兵）

参 考 文 献

[1] 王雨生. 图说小儿眼底病. 北京：人民卫生出版社，2018:228-241.

[2] 渠继芳，李谐，赵培泉，等. 新生儿视网膜母细胞瘤筛查手段及化学治疗方法的临床研究. 肿瘤药学，2018, 8(3):354-357.

[3] 李雁 , 张军军 . 视网膜母细胞瘤发病机制的分子生物学研究回顾与进展 . 国际眼科杂志 , 2010, 10(4):703-705.

[4] 李立新 . 眼部超声诊断图谱 . 北京 : 人民卫生出版社 , 2013:78-86.

[5] Knudson AG Jr. Mutation and cancer:statistical study of retinoblastoma. Proc Natl Acad Sci U S A, 1971, 68(4):820-823.

[6] Sibylle Mittnacht. The retinoblastoma protein--from bench to bedside. Eur J Cell Biol, 2005, 84(2-3):97-107.

[7] Aerts I, Lumbroso-Le Rouic L, Gauthier-Villars M, Retinoblastoma. Orphanet J Rare Dis, 2006, 1:31.

[8] Chan HS, DeBoer G, Thiessen JJ, et al. Combining cyclosporin with chemotherapy controls intraocular retinoblastoma without requiring radiation. Clin Cancer Res, 1996, 2(9):1499-1508.

[9] Yanagisawa T. Systemic chemotherapy as a new conservative treatment for intraocular retinoblastoma. Int J Clin Oncol, 2004, 9(1):13-24.

第三节　家族性渗出性玻璃体视网膜病变

家族性渗出性玻璃体视网膜病变（familial exudative vitreoretinopathy，FEVR）是一种遗传性视网膜血管发育异常的疾病，1969 年由 Criswick 和 Schepens 首次报道。眼底表现类似 ROP，但患者缺乏早产及出生后吸氧史等相关病史。大多为双眼发病，病程缓慢进展，表现为玻璃体视网膜异常，特征性体征有周边视网膜的血管化不完全和（或）视网膜血管异常，继而可导致各种并发症，如视网膜新生血管形成、渗出、玻璃体积血、玻璃体视网膜牵拉、黄斑移位、视网膜皱襞和视网膜脱离等。临床表现多样，可轻至无症状，也可出现视网膜脱离而致失明。

（一）病因

其病因和发病机制尚未明确，认为与遗传有关，遗传方式有常染色体显性遗传、常染色体隐性遗传、X 连锁隐性遗传，亦有散发病例。目前已知的致病基因有 6 个，即 *FZD4*、*NDP*、*LRP5*、*TSPAN*12、*ZNF408*、*KIF*11，其编码的蛋白质均为视网膜血管发育通路上的关键蛋白，这些基因突变可解释约 50% 的 FEVR 病例。

（二）临床症状及眼部体征

1. 临床症状

（1）有家族史，无早产及吸氧史。

（2）多为家长发现患儿不能追物、眼球震颤、斜视、瞳孔区发白，也有年长儿发现视力下降或体检时发现视力不佳。

2. 眼部体征

（1）双眼患病，病情程度可不对称。

（2）出生即患病，婴幼儿期发展迅速，成年后趋于稳定。

（3）双眼周边部视网膜血管发育异常，如血管分支多、颞上下血管弓夹角变小、周边部视网膜无血管区等，可伴视网膜新生血管和纤维增生、视网膜脱离、视网膜内或视网膜下渗出、视网膜皱襞、视网膜劈裂、玻璃体积血等（图 8-13）。

（4）临床分期（表 8-3）。

表 8-3　FEVR 分期

分期	描述
1	周边无血管区
2	视网膜新生血管形成（A 不伴渗出，B 伴渗出）
3	不累及黄斑的视网膜脱离（A 渗出性，B 牵拉性）
4	累及黄斑的次全视网膜脱离（A 渗出性，B 牵拉性）
5	全视网膜脱离（A 宽漏斗，B 闭漏斗）

（5）并发症包括白内障、虹膜红变、新生血管性青光眼、角膜带状变性甚至眼球萎缩。

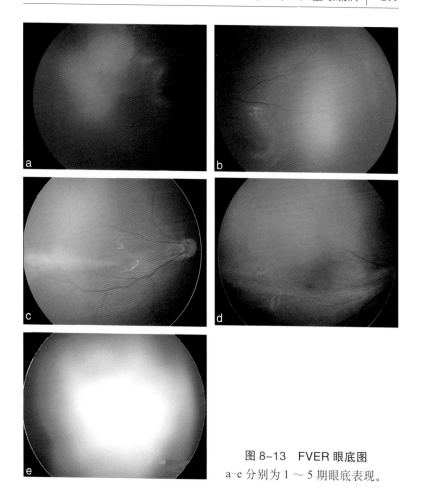

图 8-13　FVER 眼底图

a-e 分别为 1 ～ 5 期眼底表现。

（三）辅助检查

1. 眼底检查　眼底典型表现。

2. FFA 检查　周边视网膜血管中断、分支增多、无血管区呈毛刷状或网状、有动静脉异常吻合，有助于确定无血管区和周边视网膜血管渗漏（图 8-14）。

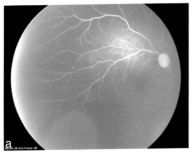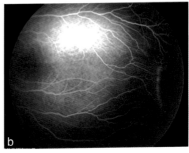

图 8-14　FEVR1、2 期造影

a. 1 期 FEVR 造影显示周边可见无血管区。b. 2 期 FEVR 造影显示可见新生血管及渗出。

3. 基因检查　可通过基因检查确诊。

（四）治疗方法

1. 非手术治疗　病情稳定、病变无渗出时无须治疗。

2. 手术治疗

（1）抗 VEGF：视网膜出现新生血管、渗出时可玻璃体腔注射抗 VEGF（图 8-15）。

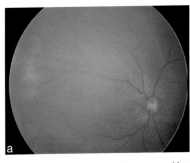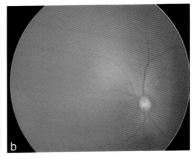

图 8-15　抗 VEGF 治疗前后

a. 2 期 FEVR。b. 经抗 VEGF 治疗后眼底新生血管及渗出明显减少

（2）激光光凝或者冷凝：视网膜血管发生新生血管增殖时，

可采用激光或者冷冻治疗周边无血管区，可防止纤维血管组织引起的并发症（图 8-16）。

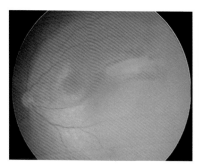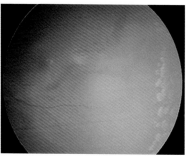

图 8-16　激光治疗前后眼底改善

（3）巩膜扣带术和玻璃体切割术：视网膜脱离时可根据情况行玻璃体手术或者巩膜扣带术。

（刘伟伟　卢跃兵）

参 考 文 献

[1] Reynolds JD, Olitsky SE. 小儿视网膜 . 王雨生 , 主译 . 西安 : 第四军医大学出版社 , 2013: 342-347.

[2] 张承芬 . 眼底病学 , 2 版 . 北京 : 人民卫生出版社 , 2014: 535-537.

[3] 王文吉 . 家族性渗出性玻璃体视网膜病变 . 中华眼科学 . 2 版 . 北京 : 人民卫生出版社 , 2004: 2251.

[4] 陈春丽 , 赵培泉 , 李筱荣 . 家族性渗出性玻璃体视网膜病变 34 个家系的基因型与临床表型队列研究 . 中华眼底病杂志 , 2020, 36(03):184-191.

[5] 张琦 , 赵培泉 , 蔡璇 , 等 . 家族性渗出性玻璃体视网膜病变的临床特征 . 中华眼底病杂志 , 2014, 030(004):374-377.

[6] 蔡璇 , 张琦 , 许宇 , 等 . 家族性渗出性玻璃体视网膜病变的荧光素眼底血管造影特征 . 中华眼底病杂志 , 2014, 30(001):92-94.

[7] Gilmour DF. Familial exudative vitreoretinopathy and related

retinopathies. Eye, 2015, 29(1):1-14.

[8] Boonstra FN, van Nouhuys CE, Schuil J, et al. Clinical and molecular evaluation of probands and family members with familial exudative itreoretinopathy. Invest Ophthalmol Vis Sci, 2009, 50(9):4379-4385.

[9] Collin RW, Nikopoulos K, Dona M, et al. ZNF408 is mutated in familial exudative vitreoretinopathy and is crucial for the development of zebrafish retinal vasculature. Proc Natl Acad Sci USA, 2013, 110(24):9856-9861.

[10] Li JK, Fei P, Li Y, et al. Identification of novel KIF11 mutations in patients with familial exudative vitreoretinopathy and a phenotypic analysis. Sci Rep, 2016, 6:26564.

[11] Musada GR, Syed H, Jalali S, et al. Mutation spectrum of the FZD4, TSPAN12 and ZNF408 genes in Indian FEVR patients. BMC Ophthalmol, 2016, 17(16):90.

第四节　Coats 病

Coats 病又称外层渗出性视网膜病变（external exudative retinopathy），是一种常见的儿童视网膜疾病，好发于男性，绝大多数为单眼患病，罕有双眼发病者。病理基础为动静脉扩张导致视网膜下及视网膜内脂质及液体渗出，导致视网膜脱离及视力损害。

（一）病因

目前病因尚不明确，有证据表明 Coats 病与 Norrie 病蛋白基因及 FZD4 基因突变有关系。

（二）临床症状及眼部体征

1. 临床症状

（1）多发生于 2—8 岁男性，单眼发病多见。

（2）主诉多为家长发现斜视或瞳孔区黄白色反光。

（3）无痛性视力下降为主要症状，呈发病年龄越小病变越重的趋势。

（4）症状包括视力下降，斜视，白瞳、黄瞳症，眼红，眼痛，眼球震颤等。

2. 眼部体征　眼底可见视网膜毛细血管扩张，视网膜及视网膜下黄白色渗出灶，可伴渗出性视网膜脱离、视网膜出血、视网膜新生血管，后期可并发虹膜新生血管、虹膜睫状体炎，并发性白内障，继发性青光眼，眼球萎缩。

表 8-4　Shield 分期

分期	描述
1	仅有视网膜毛细血管扩张
2	血管扩张伴渗出（A 中心凹外渗出，B 渗出累及中心凹）
3	渗出性视网膜脱离（A 局限性，B 全视网膜脱离）
4	全视网膜脱离伴继发性青光眼
5	终末期

（三）辅助检查

1. 眼底检查　眼底典型视网膜毛细血管扩张，视网膜及视网膜下黄白色渗出灶。

2. FFA 检查　毛细血管扩张串珠和腊肠样改变，小动脉管壁囊样扩张呈串珠样强荧光，根据病情还可以有微动脉瘤、动静脉短路、新生血管毛刷状强荧光渗漏、无灌注区、黄斑水肿等表现。

3. 彩色超声检查　继发视网膜脱离时，可在脱离的视网膜带状回声处检测到与视网膜中央动、静脉延续的血流信号，其下可探及弱点状回声，无血流信号。当视网膜脱离位置较高时，可以见到其下弱点状回声的自运动，可有异常血流信号产生（伪

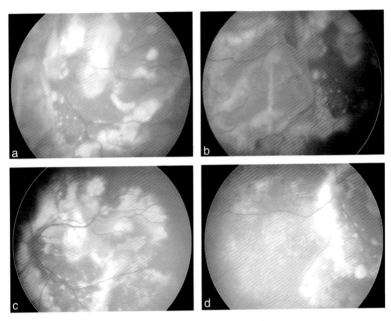

图 8-17　Coats 治疗前后

a、b. 为患儿治疗前眼底示渗出性视网膜脱离，视盘及黄斑不可见，各象限视网膜血管迂曲、阶段性扩张，视网膜下可见大量黄白色渗出。c、d. 为治疗后视网膜复位，视盘显现出来，但仍可见大量黄白色渗出。

像），但无血流频谱特征。这种"流沙样"改变为 Coats 病特有。

　　4. CT　Coats 病的 CT 特征为患侧眼球壁增厚、玻璃体后方可见新月形、"V"形高密度区，通常不伴钙化斑，增强 CT 扫描渗出物无强化。

　　5. MRI　可见视网膜下渗出呈 T1 高信号，在渗出性视网膜脱离与视盘相连处出现 T2 加权高信号。

　　（四）治疗

　　1. 非手术治疗　对于病灶无明显渗漏，且远离中心凹的可以观察无须治疗。

2. 手术治疗

（1）抗 VEGF：玻璃体腔注射抗 VEGF 药物可以抑制新生血管并促进视网膜下液的吸收。

（2）激光或者冷冻治疗：FFA 提示病变血管明显渗漏荧光素，出现大片无灌注区和（或）视网膜新生血管，可根据病变部位选择激光或冷冻治疗，但是冷冻治疗后视网膜渗出加重。目前治疗多选择裂隙灯下或间接检眼镜下激光光凝治疗。

（3）手术：如患儿出现严重的局部或全视网膜脱离，或继发青光眼时，需尽早手术行视网膜下放液，激光治疗，必要时辅以玻璃体腔注射抗 VEGF 药物，可有助于视网膜脱离复位。

（4）眼球摘除：对于终末期病变，现有治疗均无助于病情控制和视力改善，眼球摘除可改善外观。

3. 后续治疗 治疗后视力训练，虽然严重的 Coats 病视力预后多较差，但是及时积极的弱视训练有助于获得最佳的视力改善。

（徐利辉 卢跃兵）

参 考 文 献

[1] Sigler EJ, Randolph JC, Calzada JI, et al. Current management of Coats disease. Surv Ophthalmol, 2014, 59(1):30-46.

[2] Suzani M, Moore AT. Intraoperative fluorescein angiogtraphy-guided treatment in children with early Coats'disease. Ophthalmology, 2015, 122(6):1195-1202.

[3] 杨欣悦，王晨光，苏冠方. Coats 病的诊断与治疗进展. 眼科新进展，2017, 37(2):196-200.

[4] Reynolds JD, Olitsky SE. 小儿视网膜. 王雨生，主译. 西安：第四军医大学出版社，2013, 247-257.

[5] Tarkkanen A, Laatikainen L. Coats disease:clinical, angiographic, histopathological findings and clinical management. Br J Ophthalmol, 1983, 67(11):766-776.

[6]　Spitznas M, Joussen F, Wessing A, et al. Coats'disease. An epidemiologic and fluorescein angiographic study. Albrecht Von Graefes Arch Klin Exp Ophthalmol, 1975, 195(4):241-250.

[7]　Shields JA, Shields CL, Honavar SG, et al. Classification and management of Coats disease:the 2000 Proctor Lecture. Am J Ophthalmol, 2001, 131(5):572-583.

[8]　Othman IS, Moussa M, Bouhaimed M. Management of lipid exudates in Coats disease by adjuvant intravitreal triamcinolone:effects and complications. Br J Ophthalmol, 2010, 4(5):606-610.

[9]　赵琦, 杨文利, 王廉, 等. Coats病的超声影像特征及血流动力学分析. 中华眼科杂志, 2010, 46(009):791-794.

第五节　先天性视网膜劈裂症

先天性视网膜劈裂症（congenital retinoschisis）又称为遗传性视网膜劈裂症，为 X 性染色体隐性遗传病，发病率为 0.004% ～ 0.02%，常见于男性儿童，双眼发病。以神经感觉层层间裂开为主要眼底特征。后极部常表现为黄斑中心凹劈裂，周边为颞下象限的视网膜劈裂，可并发玻璃体积血和视网膜脱离。

（一）病因

XLRSI 基因突变使视网膜功能异常导致视网膜神经上皮层层间的分离。

（二）临床症状及眼部体征

1. 临床症状

（1）男性患儿多见, 双眼发病, 患眼视力通常介于 0.1 ～ 0.5, 视力可呈进行性下降，12—30 岁以后病情趋于稳定。

（2）多于体检时视力不佳被发现，少数婴幼儿期斜视或眼球震颤被发现，早期可有红绿或蓝黄色觉异常，并发玻璃体积血、全层视网膜裂孔、视网膜脱离时视力骤降。

2. 眼部体征

（1）眼底表现：黄斑区劈裂初期为中心凹发光消失，病情进展可表现以中心凹为中心的放射状囊样皱褶，典型者呈"辐轮样结构"。约有 50% 的患者合并周边部视网膜劈裂，通常在颞下象限，劈裂的内层隆起薄如纱膜，表现为扁平的巨大视网膜囊泡，后缘边界可见白色分界线（图 8-18）。

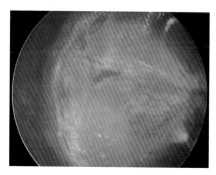

图 8-18　视网膜劈裂

视网膜呈纱膜样隆起，其上有血管走行，可见出血，鼻上可见裂孔，劈裂后缘边界可见白色分界线。

（2）ERG：男性患者 ERG 有典型的暗适应"负性 ERC"，a 波正常，b 波振幅明显降低，b/a 比值减小，但 EOG 正常。女性携带者无此表现。

（三）辅助检查

1. 眼底检查　眼底典型表现。

2. A、B 超　B 超中表现为玻璃体内显示细而光滑的弧形回声光带与球壁相连，光带隆起很高，与后壁回声间为暗区，可伴有视网膜脱离。A 超中表现为与基波基本垂直的窄高波峰。

3. OCT 检查　视网膜内核层囊腔，囊腔呈裂隙状，囊腔间的柱状连接常断裂，呈石笋、石钟乳状。

4. ERG　b波振幅与a波振幅不成比例的下降（即b/a倒置）。

5. FFA　早期出现黄斑区网膜下点状或者小片状强荧光，不伴荧光渗漏增强，晚期荧光稍减低或无明显变化。

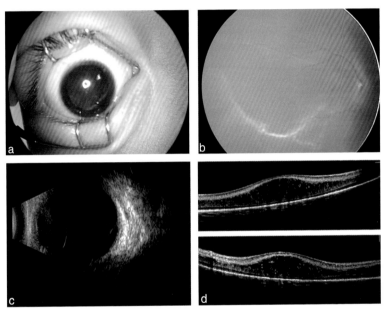

图 8-19　视网膜劈裂检查表现

患儿，男，9岁，因"右眼视物不清3个月"就诊，a. 眼前节带未见异常。b. 眼底可见颞侧及下方大片视网膜劈裂呈薄纱状。c. B超玻璃体内探及与球壁相连的弧形带状回声，纤细，表面光滑，回声较正常视网膜弱，与后壁回声间为暗区。d. OCT可见视网膜层间囊样改变，伴区域间隔均匀垂直的桥状组织相连。

（四）治疗方法

1. 非手术治疗　无并发症、不影响视力时可观察。

2.手术治疗　危及黄斑并影响视力、伴有全层裂孔、反复玻璃体积血或视网膜脱离等时应及时采取玻璃体手术、光凝或者冷凝等治疗。

（徐利辉　卢跃兵）

参 考 文 献

[1]　陈鑫，王婷，赵天美，等．先天性视网膜劈裂症．眼科，2020，29(01):33.

[2]　赵晨，张琦，彭婕，等．先天性视网膜劈裂症患眼视网膜形态特征及其对视力的影响．中华眼底病杂志，2014, 30(006):571-573.

[3]　Khandhadia S, Trump D, Menon G, et al. X-linked retinoschisis maculopathy treated with topical dorzolamide, and relationship to genotype. Eye, 2011, 25(7):922-928.

[4]　文峰．眼底病临床诊治精要．北京：人民军医出版社，2011: 61-65.

[5]　Reynolds JD. Olitsky SE. 小儿视网膜，王雨生，主译，西安：第四军医大学出版社，2013: 338-342.

[6]　李涛，余洪华，李士清，等，玻璃体视网膜手术治疗先天性视网膜劈裂及其并发症的疗效观察．中华眼底病杂志，2012, 28(2):113-116.

第六节　永存原始玻璃体增生症

永存原始玻璃体增生症（persistent hyperplastic primary vitreous，PHPV）是一组由于胚胎发育阶段原始玻璃体未退化，在晶体后方纤维增殖的一种先天性玻璃体视网膜异常。多为散发，是继晶体后部圆锥外，出生后一年内引起白内障的第二种常见原因（图8-20）。经典的PHPV病理学特征以玻璃体及晶体血管膜系统残存为特点，可伴有晶体后纤维血管组织增生及不同程度的后极部和（或）周边部视网膜发育不良。

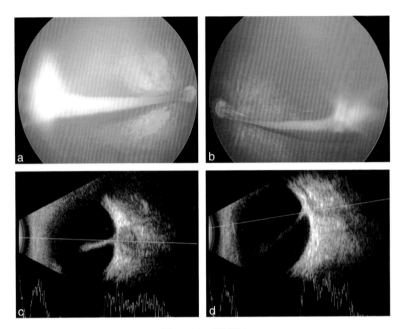

图 8-20 PHPV

患儿男，8 月龄，因"自幼眼球震颤、视物内斜"就诊，a.(右眼)，b.(左眼)
眼底可见起自视盘的纤维条索伸向玻璃体腔。c(右眼)，d(左眼)B 超显示：
玻璃体内条索状中低回声与视盘相连。

（一）病因

虽然大多数 PHPV 是散发，但目前认为本病也可以常染色
体显性或隐性方式遗传。

（二）临床症状及眼部体征

1. 临床症状

（1）90% 为单眼患病，出生后患病，可随年龄增长加重或
产生其他并发症。

（2）婴幼儿发病症状无法主诉，多为家长发现患眼较对侧
眼小、瞳孔区发白、斜视前来就诊。

（3）轻微的 PHPV 患者病情可长期稳定，无并发症出现，视力正常或较差，矫正不提高。

（4）可伴有全身异常如唇裂、腭裂、多指（趾）畸形、小头畸形等，可能与染色体异常有关，但目前致病基因尚不明确。

2. 眼部体征

（1）分型：前部型、后部型、混合型，临床上以混合型多见。

（2）常见表现小眼球、白内障、睫突向心性牵拉、晶体后纤维组织增生、残存玻璃体动脉、牵拉性视网膜脱离等。还可表现为永存瞳孔膜、虹膜玻璃体血管、Mittendorf 斑、玻璃体动脉、视网膜不附着、黄斑发育不全和视神经发育不全、Bergmeister 乳头、小眼畸形。

3. 并发症　可继发角膜混浊、前房消失、青光眼、晶体过敏性葡萄膜炎、斜视、前房积血、玻璃体积血、眼球震颤等。

（三）辅助检查

1. 眼底检查　在玻璃体内见白色纤维组织膜或条索，连到视盘和视网膜皱襞上，向视网膜周边伸展，鼻侧多见。可发生牵拉性视网膜脱离。

2. B 超

（1）前部型：患眼眼球小，晶体薄，紧贴晶体后囊有膜状物或斑块状纤维组织回声，可见一细条索与其相连，为残留的玻璃体动脉回声。

（2）后部型：通常在视盘至晶体后或眼底周边部有一带状或条索状回声，有时可见条索状回声向后分别附着在视盘和后极部。纵向扫描显示与视盘相连的光带向前伸展至晶体后或眼底周边部或与伸长的睫状体相连。

（3）混合型，临床上以混合型多见。

3. 彩色多普勒超声　玻璃体内的条带状回声，其与视盘和（或）晶体后相连，也有部分条带与周边球壁回声相连，部分条带状回声上可见与视网膜中央动脉、静脉相延续的血流信号，部分患眼还可合并玻璃体混浊、视网膜脱离等。

4. CT　表现为患侧眼球缩小，晶体变小、变形，玻璃体见锥形高密度影与视盘相连。

（四）治疗

1. 非手术治疗　视轴的屈光介质清晰、解剖异常不进展、前房角正常的轻度 PHPV，非手术治疗预后良好。

2. 手术治疗　对于部分患者，为避免病情进展和获得最佳视力预后，早期手术是必要的。一些 PHPV（如合并白内障、视盘和黄斑区牵拉和畸形、玻璃体内残留血管等）需在出生后 3～7 个月手术，包括为预防继发性青光眼发生的晶体摘除术和去除玻璃体内胚胎残留物、处理视网膜脱离的玻璃体切除手术。无光感、无瞳孔对光反射和（或）VEP 未引出的眼应避免玻璃体视网膜手术。极其严重的 PHPV 所致的难治性青光眼，或者眼内结构紊乱，可能需要行眼球摘除。

3. 增视治疗　弱视是预后不良的主要因素，术后需随访7～12 年，采取积极的弱视治疗。无晶体眼采取角膜接触镜或框架眼镜矫正。术后的弱视治疗往往依从性好，视力改善可持续到学龄早期（6—8 岁）。

（徐利辉　卢跃兵）

参 考 文 献

[1] 陈伟，李栋军，王子杨，等.彩色多普勒血流显像对永存原始玻璃体增生症诊断的敏感度和特异度.中华眼底病杂志，2016, 32(3):296-299.

[2] 李亮，卢海.永存原始玻璃体增生症.国际眼科纵览，2009.

[3] 韩梅，赵堪兴，张桐梅，等.广角视网膜成像系统及彩色多普勒超声成像在永存原始玻璃体增生症中的应用.中华眼科杂志，2016,

52(005):362-365.

[4] Son AI, Sheleg M, Cooper MA, et al. Formation of persistenthyperplastic primary vitreous in ephrin-A5-/-mice. InvestOphthalmol Vis Sci, 2014, 55(3):1594-1606.

[5] Reynolds JD, Olitsky SE. 小儿视网膜 . 王雨生 , 主译 . 西安 : 第四军医大学出版社 , 2013: 203-216.

[6] Nelson LB, Olitsky SE. Harley 小儿眼科学 , 5 版 . 谢立信主译 . 北京 : 人民卫生出版社 , 2009: 327-329.

[7] 张承芬 . 眼底病学 , 2 版 . 北京 : 人民卫生出版社 , 2010: 456-457.

[8] Hartnett ME. Pediatric Retina. 2nd ed. Philadelphia:Lippincott Williams & Wilkins, 2014, 3-29: 626-632.

[9] Brooks BP, Traboulsi EI. Duane's ophthalmology on CE-ROM. Chapter 40:congenital malformations of the eye. 2006, edition. Philadelphia:Lippincott Williams& Wilkins, 2006.

[10] Shastry BS. Persistent hyperplastic primary vitreous:congenital malformation of the eye. Clin Experiment Ophthalmol, 2009, 37(9):884-890.

[11] Kanigowska K, Grałek M, Chipczyńiska B, et al. Problems in surgical management of persistent hyperplastic primary vitreous in children. Klin Oczna, 2006, 108(1-3):51-54.

[12] Silbert M, Gurwood AS. Persistent hyperplastic primary vitreous. Clin Eye Vis Care, 2000, 12 (3-4):131-137.

第七节 牵牛花综合征

牵牛花综合征（morming glory syndrome）是一种先天性视盘发育异常，为视盘在视神经入口处缺损伴有退缩的神经胶质增生，巩膜开口处的边缘组织不正常，合并特有的视盘血管异常，视盘周围色素改变，因眼底形态似一朵盛开的牵牛花而命名。单眼发病，女性多见，一般不伴全身遗传疾病。

（一）病因

发病机制尚不十分清楚，可能与胚胎发育过程中胚裂上端闭合不全及中胚层异常相关。也有学者认为，该病是由于视盘周围巩膜发育异常、筛板缺损及视神经后移形成的凹陷。

（二）临床症状及眼部体征

1. 临床症状

（1）多为单眼发病，无家族聚集性。

（2）儿童期视力差，常合并近视。患儿通常以家长发现斜颈、白内障、照片白瞳、小眼球或眼前节异常而就诊，或是在学龄期眼部体检时发现。

（3）多数病情稳定，并发视网膜脱离或 CNV 时视力进一步下降。

（4）可伴有中枢神经系统异常（如基底脑膨出、胼胝体发育不全、烟雾病等）、内分泌系统异常（如垂体 - 下丘脑激素水平异常、骨龄低下等）以及泌尿系统异常等。

2. 眼部体征　典型眼底表现为酷似一朵盛开的牵牛花，视盘增大（较正常扩大 2～6 倍），中央呈漏斗状深凹陷，常被绒毛状或不透明的白色组织填充；其边界不清，周围似嵴样隆起，多伴有色素沉着；嵴外环绕视网膜脉络膜萎缩区；视盘边缘有20～30支血管呈放射状分布，爬出嵴环向四周视网膜分布，血管走行平直，很少分支，动静脉难分（图 8-21）。

（三）辅助检查

1. 眼底检查　眼底视盘典型表现。

2. B 超

（1）视盘及周围区域向后移位，后极部呈葡萄肿样向后膨凸，其边界清楚，底部为弧形强回声。凹陷内有不规则的弱回声为填充在凹陷内的神经胶质组织。

（2）视盘凹陷不明显，视盘前隆起，凸入玻璃体腔。

（3）在声像图上另一种表现是视神经与眼球后部连接处似

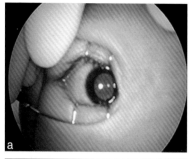
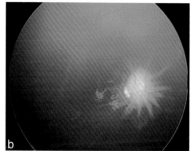
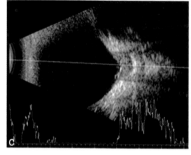

图 8-21　牵牛花综合征

患儿男，6 个月，因"发现右眼外斜 2 个月"就诊。a. 眼前节未见明显异常。b. 眼底可见视盘周围似嵴样改变。c. B 超显示视盘向凹陷，球后壁未见明显视网膜脱离。

回声中断，向后深陷，扩大呈方形或梯形低回声区，边界清楚，基底平坦，有时基底部可见双层回声。

3. FFA　表现为早期扩大的视盘呈弱荧光，视盘周围色素遮蔽呈弱荧光，其外侧不规则的视网膜脉络膜萎缩区呈强荧光环，视盘边缘处显影的血管数量明显增多，周边视网膜存在无灌注区；晚期视盘组织着染呈强荧光（图 8-22）。

4. CT　显示视神经起始部膨大，视神经与眼球连接部呈漏斗形凹陷。

（4）治疗方法

1. 非手术治疗　无视网膜脱离时可长期随访观察。

2. 手术治疗　伴发视网膜脱离时，可根据具体情况行视网膜激光光凝术或者玻璃体手术治疗。

3. 后续治疗　针对性进行验光配镜、弱视训练等积极治疗，

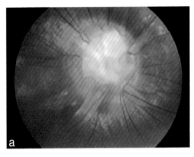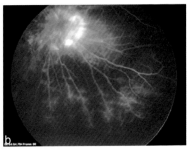

图 8-22　牵牛花综合征造影

造影显示：视盘组织荧光着染，血管荧光渗漏，可见无灌注区。

可能会改善部分患儿的视功能。

（徐利辉　卢跃兵）

参 考 文 献

[1] 彭婕, 张琦, 费萍, 等. 儿童牵牛花综合征患眼荧光素眼底血管造影特征. 中华眼底病杂志, 2015, (4):355-358.

[2] Shapiro MJ, Chow CC, Blair MP, et al. Peripheral nonperfusion and tractional retinal detachment associated with congenital opticnerve anomalies. Ophthalmology, 2013, 120(3):607-615.

[3] Ceynowa DJ, Wickström R, Olsson M, et al. Morning glory discanomaly in childhood - a population-based study. ActaOphthalmol, 2015, 93(7):626-634.

[4] Cavazos-Adame H, Olvera-Barrios A, Martinez-Lopez-Portillo A, et al. Morning glory disc anomaly:a report of a successfully treatedcase of functional amblyopia. J Clin Diagn Res, 2015, 9(10):1-3.

[5] 费萍, 张琦, 许宇, 等. 儿童牵牛花综合征并发视网膜脱离的临床特征及治疗效果观察. 中华眼底病杂志, 2014, 30(001):46-49.

[6] 张承芬. 眼底病学. 2 版. 北京: 人民卫生出版社, 2010: 179-180.

[7] 赵秀琴, 陈伟民, 林顺潮. 牵牛花综合征二例. 中华眼底病杂志, 2005, 21(4):263-264.

[8] 胡军, 项楠, 王军明. 牵牛花综合征的超声诊断. 中华超声影像学杂

志 , 2005, 14(6):445-448.

[9] 吴凯琳，马丽华，韦美荣 . RetcamIII 眼底照相联合超声检查在婴幼儿眼病诊断中的应用 , 2015, 23(5):401-403.

[10] 胡玉章，李宇，谭经果，等 . 牵牛花综合征伴视网膜脱离的手术治疗二例 . 中华眼底病杂志 , 2006, 22(1):63-64.

[11] Ryan SJ. Retina. 5th ed. St. Louis. Elsevier, 2013: 1636-1637.

[12] Okada K, Sakata H, Shirane M, et al. Computerized tomography of two patients with morning glory syndrome. Hiroshima J Med Sci, 1994, 43(3):111-113.

[13] Lit ES, D'Amico DJ. Retinal manifestations of morning glory disc syndrome. Int Ophthalmol Clin, 2001, 41(1):131-138.

[14] Dutton GN. Congenital disorders of the optic nerve:excavations and hypoplasia. Eye(Lond), 2004, 18(11):1038-1048.

第八节　先天性脉络膜缺损

脉络膜缺损（coloboma of choroid）是较为常见的先天发育异常，为视泡胚裂闭合异常导致的脉络膜和色素上皮发育不全而出现的组织缺损，缺损范围大小不一，可以是整个象限缺损，也可以是大小不一的一个或数个孤立性灶性缺损（图 8-23）。约 60% 的先天性脉络膜缺损为双侧性，男女发病率无明显差别。

（一）病因

病因是由于视泡胚裂闭合不全所致，多有遗传倾向，但无明确遗传学证据。由于胚裂闭合不全、程度不等，大的缺损可包括虹膜和睫状体缺损，并累及黄斑和视盘；小的缺损可仅表现为先天性视盘小凹或先天性视盘缺损。

（二）临床症状及眼部体征

1. 临床症状

（1）多为双眼发病，少数单眼。

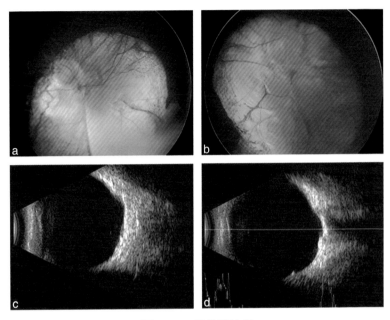

图 8-23　脉络膜缺损

a、b. 分别为患者右眼、左眼，眼底检查可见大片脉络膜缺损区，可见巩膜裸露呈瓷白色，边界清楚且边缘环以不规则色素沉着，缺损区可见视网膜血管走行不规则。c、d. 为 B 超可见视网膜球壁向后凹陷。

　（2）常合并斜视、眼球震颤、鼻下虹膜缺损、晶体混浊或眼球其他发育异常。

　（3）根据脉络膜缺损的部位不同，视力变化较大。黄斑未累及的患者，视力可以正常；如果黄斑在缺损范围内，可仅有光感或眼前指数。

　2. 眼部体征　典型缺损区位于视盘下方并略偏于鼻侧（胚裂处），形状多为直立的钝三角形、盾形或椭圆形，小者仅为 1～2PD，大者可超过一个象限。非典型脉络膜缺损较少见，多为单眼，常孤立于眼底任何区域。缺损区看不到脉络膜，呈黄白色或灰白色，即巩膜的颜色，上方有菲薄的视网膜覆盖。相应缺损区可查出相对或绝对性暗点，但视野缺损的范围较眼底所见的病变区小。

（三）辅助检查

1. 眼底检查 眼底典型表现。

2. B超 脉络膜缺损部位的巩膜向后膨出，边界清楚。

3. OCT 缺损区域脉络层毛细血管层光带消失，视网膜神经上皮明显变薄，部分伴有神经上皮的内外层间分离，伴有视网膜脱离者可见神经上皮层光带的分离，局限脱离者，缺损边缘仍紧密粘连。

（四）治疗

1. 非手术治疗 无特殊治疗。

2. 手术治疗 有学者认为，可在缺损边缘行激光治疗预防并发症。伴发视网膜脱离时，可行视网膜脱离复位术。

（徐利辉 卢跃兵）

参 考 文 献

[1] 张洋，吕刚，宋维国．先天性脉络膜缺损．中华眼科杂志，2011，47(012):1142-1142.

[2] 李娟娟，黎铧，吴敏，等．先天性脉络膜缺损的影像学特征分析．中华眼底病杂志，2009，025(003):219-220.

[3] 毛剑波，劳吉梦，沈丽君，等．婴儿先天性视神经缺损合并脉络膜缺损光相干断层扫描检查一例．中华眼底病杂志，2017，33(5):546-547.

[4] Vuković D, Pajić SP, Paović P, et al. Retinal detachment in the eye with the choroidal coloboma. Srp Arh Celok Lek, 2014, 142(11-12):717-720.

[5] 卢军，李丽红，李娜，等．先天性视网膜脉络膜缺损五例．中华眼底病杂志，2014，30(3):317-318.

[6] 张承芬．眼底病学．北京：人民卫生出版社，2008: 168-171.

[7] 文峰，易长贤．临床眼底病．内科卷．北京：人民卫生出版社，2015: 31, 230-231.

[8] 汪东生，辛秀兰 . 先天性小角膜伴虹膜及脉络膜缺损并发脉络膜新生血管一例 . 中华眼科医学杂志 (电子版), 2013, 3(1):30-31.

[9] Gopal L, Khan B, Jain S, et al. A clinical and optical coherence tomography study of the margins of choroidal colobomas. Ophthalmology, 2007, 114(3):571-580.

[10] Uhumwangho OM, Jalali S. Chorioretinal coloboma in a paediatric population. Eye(London, England), 2014, 28(6):728-733.

第九节 视网膜色素变性

原发性视网膜色素变性是一种遗传性视杆 - 视锥细胞营养不良性疾病。本病具有明显的临床和遗传异质性，不同患者发病时间、病情进展速度、病情的严重程度及遗传方式有很大的不同（图 8-24）。

（一）病因

有常染色体显性、常染色体隐性和 X 连锁隐性遗传。线粒体遗传及双基因遗传也有报道。目前常见的致病基因近 200 个，是迄今最复杂的单基因遗传病。

（二）临床症状及眼部体征

1. 临床症状

（1）双眼患病，起病于儿童或青少年期，青春期加重，晚年视力严重下降甚至失明。

（2）典型的临床表现：夜盲、周边视野缩窄、全视野 ERG 异常。

2. 眼部体征　可见典型性视网膜色素变性三联征：视盘颜色蜡黄、视网膜血管变细、中周部视网膜骨细胞样色素沉着。视网膜色素沉着最先出现于赤道部，随病情进展色素向后极和周边部扩展，部分迁移进入视网膜内，多见于血管分支处。因视网膜脉络膜弥漫性萎缩，眼底可呈豹纹状。玻璃体混浊、浮游细胞是视网膜色素变性持续存在的体征。部分患者可伴后极

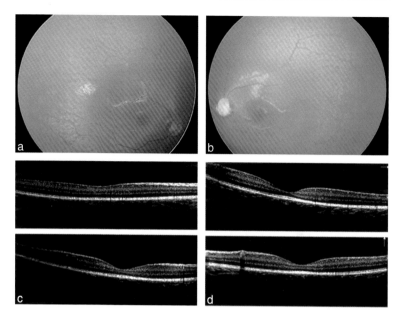

图 8-24　视网膜色素变性

患儿男，2 岁 6 个月，因"自幼眼球震颤、眼斜"就诊。a(右眼)、b(左眼)。眼底显示双眼视盘蜡黄，视网膜血管缩窄，中周边视网膜散在灰白色色素沉着。c、d. OCT 显示双眼黄斑区视网膜厚度变薄。

白内障、近视或青光眼。

（三）辅助检查

1. 眼底检查　眼底典型表现。

2. OCT　广泛的视网膜变薄，而黄斑中心凹视网膜厚度可正常。

3. 电生理检查　ERG 呈重度降低或熄灭型，早期暗适应 ERG 就表现明显下降或近熄灭。EOG 光峰或暗谷明显降低或熄灭，且早于视野、暗适应改变。

4. 视野检查　早期为环形暗点，晚期为管状视野。

5. 色觉检查　早期色觉正常，晚期多有蓝色盲。

6. FFA 早期患者脉络膜循环正常,后期脉络膜呈斑片状毛细血管灌注不良,背景荧光充盈不良;重者视网膜中央动脉可充盈迟缓,视网膜血管可明显缩窄或无灌注;视网膜呈弥散性颗粒状透见荧光和骨细胞样色素遮蔽荧光改变。

(四)治疗

1. 目前尚无明确有效的治疗方法。

2. 遗传咨询,禁止近亲婚配,可使本病发生率降低。

3. 并发白内障、黄斑囊样水肿时对症治疗。

4. 有研究表明长期服用维生素 A 和叶黄素能延缓疾病的进展。

5. 基因治疗、视网膜细胞移植、视网膜干细胞移植、人工视网膜硅芯片均在研究中,目前尚未应用于临床。

(徐利辉　卢跃兵)

参 考 文 献

[1] 王丹艺,范宝剑,巫向前,等.视网膜色素变性的分子遗传学研究进展与基因治疗.中华眼科杂志,2005,41(002):188-192.

[2] Berson EL, Weigel - Difranco C, Rosner B, et al. Association of Vitamin A Supplementation With Disease Course in Children With Retinitis Pigmentosa. JAMA, 2018, 136(5):490-495.

[3] Manabu M. Long -term efficacy and safety of anti-VEGF therapy in retinitis pigmentosa:a case report. BMC Ophthalmol, 2018, 18(1):248.

[4] Koyanagi Y, Akiyama M, et al. Genetic characteristics of retinitis pigmentosa in 1204 Japanese patients. J Med Genetics, 2019, 56 (10):662-670.

[5] 王悦,徐国兴.视网膜色素变性研究新进展.国际眼科杂志,2020, 20(4):628-630.

[6] Miyake Y. 视网膜疾病电生理诊断.姜利斌、陈长征,主译.北京:北京科学技术出版社,2010: 44-55.

[7] Ghazi NG, Abboud EB, Nowilaty SR, et al. Treatment of retinitis

pigmentosa due to MERTK mutations by ocular subretinal injection of adeno-associated virus gene vector:results of a phase I trial. Hum Genet, 2016, 135(3):327-343.

第十节　Stargardt 病

Stargardt 病（Stargardt disease，STGD）又称 Stargardt 黄斑营养不良，是一种常染色体隐性遗传的黄斑萎缩型变性类疾病（图 8-25）。常双眼对称发病，男女发病相同，无种族特异性，常在儿童或青少年期发病，也有晚期发病报告。

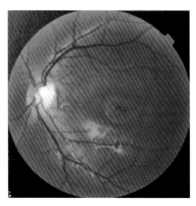

图 8-25　Stargardt 病眼底
眼底可见黄斑区横椭圆形病灶，边界清楚，中心凹反光消失。（引自于王雨生 . 图说小儿眼底病 . 北京：人民卫生出版社，2018:79-109.）

（一）病因

主要为常染色体隐性遗传，病变基因为位于染色体 1P21 上的 ATP 结合转运基因（*ABCA*4 基因）。其发病机制是 *ABCA*4 基因突变导致视杆细胞外节膜盘上其编码产物 Rim 蛋白的缺陷，使外节中 N- 亚视黄基磷脂酰乙醇胺（N-RPE）积聚，RPE 细胞吞噬含 N-RPE 的膜盘后，N-RPE 的副产物 A2E 在 RPE 细胞中堆积引起 RPE 细胞的功能障碍或死亡，诱发黄斑区光感受器细胞（视锥和视杆细胞）的变性及萎缩。

（二）临床症状及眼部体征

1. 临床症状

（1）双眼发病，典型者在 6—20 岁起病，青少年时视力迅速下降。

（2）临床表现最常见的是双眼视力对称性进行性下降，大部分视力逐渐下降至 0.1，无法矫正，部分下降至指数。伴有畏光、色觉异常、中心暗点和暗适应缓慢。

2. 眼部体征　本病具有 2 种特殊表现，即黄斑椭圆形萎缩区和其周围视网膜的黄色斑点。

（1）早期眼底可完全正常。

（2）进展期眼底出现中心凹反光消失，在黄斑区色素上皮层出现黄色斑点沉着物，逐渐形成双眼对称横椭圆形境界清楚的萎缩区，横径约为 2PD，纵径约为 1.5PD，呈豌豆状或呈"牛眼状改变"，如同被锤击过的青铜片样外观，眼底检查时呈灰黄色或金箔样反光。

（3）晚期眼底可见黄斑区呈青铜样反光或地图样萎缩，病变区脉络膜硬化、萎缩，并有色素斑，裸露脉络膜大中血管及白色巩膜。

（三）辅助检查

1. 眼底检查　眼底典型表现。

2. FFA　早期眼底可完全正常，FFA 可显示斑点状透见荧光，进展期 FFA 可见萎缩区呈斑驳样强荧光，其周围与黄色斑点相应处有虫蚀样小荧光斑，少许患者可表现脉络膜背景荧光缺失（脉络膜湮没征）。晚期 FFA 示原有的椭圆形透见荧光边界更清楚，甚至呈强荧光（图 8-26）。

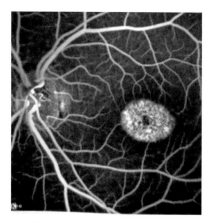

图 8-26 Stargardt 病造影

晚期 FFA 可见椭圆形透见荧光边界清楚，呈强荧光。(引自于王雨生 . 图说小儿眼底病 . 北京：人民卫生出版社，2018:79-109.)

3. 视野　早期视野正常，进展期视野的改变主要为出现与萎缩区大小相应的中心暗点，周边视野一般无改变。晚期视野出现绝对性中心暗点，在广泛性视网膜萎缩的严重病例，可出现视野缩小。

4. OCT　进展期 OCT 可见 RPE 内的脂褐质沉积、光感器缺损及视网膜外层萎缩。晚期 OCT 见黄斑中心凹神经上皮层明显变薄，甚至消失，视网膜和脉络膜均变薄（图 8-27）。

5. 电生理检查　mfERG 改变显著，提示中心凹损害严重。晚期 ERG 暗适应延长，EOG 光峰 / 暗谷比值或下降。

（四）治疗

目前无有效的治疗方法，避免长时间的户外日光直射，减少对黄斑的损伤，避免补充维生素 A，可给予血管扩张剂、叶黄素、维生素 B、维生素 C 等支持药物。视力严重下降者可以考虑用助视器或低视力康复。

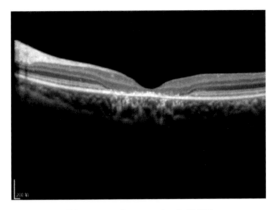

图 8-27　Stargardt 病 OCT

可见黄斑中心凹神经上皮层变薄，外层视网膜萎缩，RPE 层可见高反射信号。

（徐利辉　卢跃兵）

参 考 文 献

[1]　张承芬. 眼底病学. 北京：人民卫生出版社，2008: 418-419.

[2]　文峰，易长贤. 临床眼底病内科卷. 北京：人民卫生出版社，2015: 414-418.

[3]　方艳文，张勇进. Stargardt 病的病因及治疗展望. 国外医学（眼科学分册），2003, 27(5):306-309.

[4]　McBain VA, Townend J, LoisN. Progression of retinal pigment epithelial atrophy in Stargardt disease. Am J Ophthalmol, 2012, 154(1):146-154.

[5]　Fujinami K, Zernant J, Chana R K, et al. Clinical and molecular characteristics of childhood-onset Stargardt disease. Ophthalmology, 2015, 122(2):326-334.

[6]　何颖，戴旭锋，张华，等. Stargardt 病基因治疗研究现状与进展. 中华眼底病杂志，2016, 32(002):224-227.

[7]　李娟娟，张书林，黎铧，等. Stargardt 病不同阶段荧光素眼底血管造影的临床观察. 中华实验眼科杂志，2013, 31(001):17-18.

[8] 张枝桥，张承芬，董方田，等. Stargardt 病的频域相干光断层扫描图像分析. 中华眼科杂志, 2011, 47(007):628-632.

[9] 王丹丹，高凤娟，张圣海，等. Stargardt病 1 型的治疗研究现状与进展. 中华眼底病杂志, 2021, 37(07):567-572.

[10] Issa PC, Barnard AR, Herrmann P, et al. Rescue of the Stargardt phenotype in Abca4 knockout mice through inhibition of vitamin A dimerization. Proceedings of the National Academy of Sciences of the United States of America, 2015; 112(27):8415-8420.

[11] Lanza, Robert, Anglade, et al. Stem cells in age-related macular degeneration and Stargardt's macular dystrophy Reply. The Lancet, 2015.

第十一节　Best 病

Best 病又称卵黄状黄斑营养不良，是不规则的常染色体显性遗传病，患者多有家族史，也有散发病例。

（一）病因

目前认为，可能与 *VMD2* 基因突变有关。

（二）临床症状及眼部体征

1. 临床症状

（1）双眼患病，病情可不对称，无性别差异，发病年龄通常在 3—15 岁，多在学龄期发病，成年期视力受损明显。

（2）主诉多为学龄期儿童视力下降，伴或不伴视物变形，常有远视、内斜视、色觉障碍。

（3）早期在黄斑部神经上皮下形成明亮的黄色隆起，但视力接近或为正常。由于本病进展极为缓慢，早期视力损害较轻微，可稳定于 0.4 ～ 0.6，易被患者忽视。少数病例也可较早出现视力下降，严重者可仅有指数，多为黄斑区萎缩病灶和纤维瘢痕所致。

2. 眼部体征　共分为 5 期（图 8-28）。

（1）卵黄病变前期（1期）：早期眼底无病变，或仅在黄斑中心凹有少许黄色小点，类似蜂窝样结构，视力正常。ERG正常，EOG光峰/暗谷比降低。

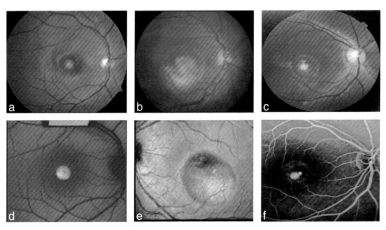

图 8-28　Best 病眼底、造影

a. 2 期黄斑区可见蛋黄样或橘色边界清楚的圆形病变，轻度隆起；b. 3 期黄斑区可见一大小黄白色圆形病灶，卵黄物质破裂，呈假性积脓；c. 4 期黄斑区瘢痕形成。d. 2 期黄斑区可见强荧光。e. 黄斑区荧光积存；f. 造影晚期黄斑区可见强荧光。

（引自于 Tobias D，Greenberg J P，Rithambara R，et al. Quantitative fundus autofluorescence and optical coherence tomography in best vitelliform macular dystrophy. Investigative Ophthalmology & Visual Science，2014，55(3):1471-1482. 王雨生. 图说小儿眼底病. 北京：人民卫生出版社，2018:79-109.)

（2）卵黄样病变期（2期）：此期通常发生在 3—15 岁，持续 4 ～ 5 年，视力多正常，因此很少就诊。黄斑区可见蛋黄样或橘色边界清楚的圆形病变，轻度隆起，周围有暗色边缘环绕，视网膜血管爬行其上。病变通常一个，大小在 0.5 ～ 3PD。

（3）卵黄破碎期（3 期）：视力明显下降。眼底检查见卵黄样物质崩解，呈蛋黄被打碎的形状，或似炒蛋样，形态不规则。有时卵黄样物质脱水、凝聚，向下沉降，上方为液体，并出现液平面，形似前房积脓，故称假性积脓。

（4）新生血管 / 瘢痕期（4 期）：进而可分为 3 个亚期。4a 期：以上病变继续发展，出现黄斑区 RPE 萎缩。4b 期：黄斑区纤维瘢痕形成。4c 期：黄斑区 CNV 形成，并可伴有视网膜下出血。

（5）萎缩区（5 期）：病程晚期视网膜及脉络膜萎缩，有色素脱失或沉着。

（三）辅助检查

1. 眼底检查　眼底典型表现。

2. FFA　卵黄病变前期（1 期）：FFA 显示透见荧光；卵黄样病变期（2 期）：FFA 显示在损害区出现强荧光区；新生血管 / 瘢痕期（4 期）：4a：FFA 显示强荧光区，但无渗漏；4b 期：FFA 显示强荧光，但无渗漏；4c 期：FFA 显示新生血管的强荧光区和明显的荧光渗漏。

3. 视野　早期有相对性暗点，晚期为绝对性暗点。

4. OCT　因不同疾病分期表现不同，可显示神经上皮下或 RPE 下的高反射物质（卵黄样病灶），以及卵黄病灶吸收后低反射的视网膜下积液等。

5. 电生理检查　EOG 异常，表现为光峰 / 暗谷比例低，通常在 1.1 ～ 1.3 以下。ERG 正常，局部 ERG 能检测出 b 波幅值下降。

（四）治疗

目前尚无有效治疗方法。

无症状的基因携带者可进行遗传咨询。

对于中心视野改变的患者要立即行 FFA 检查，以早期发现和积极治疗 CNV 等并发症。

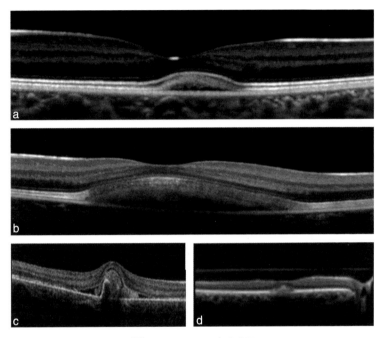

图 8-29 Best 病 OCT

a. 2 期 OCT 黄斑区视网膜神经感觉层下高反射物质沉积于黄斑下方；b. 3 期黄斑区下方视网膜神经感觉层下高反射物质沉积，黄斑下方上方视网膜下可见低反射区域；c. 黄斑区 RPE 层呈帐篷状隆起，其下可见高反射物质，周围可见视网膜下液；d. 黄斑区视网膜萎缩。

(引自于 Tobias D, Greenberg J P, Rithambara R, et al. Quantitative fundus autofluorescence and optical coherence tomography in best vitelliform macular dystrophy. Investigative Ophthalmology & Visual Science, 2014, 55(3):1471-1482. 王雨生 . 图说小儿眼底病 . 北京：人民卫生出版社，2018:171-180.)

（徐利辉　卢跃兵）

参 考 文 献

[1] 钱海滨, 刘晓玲. Best 病的分子遗传学研究进展. 国际眼科纵览, 2011, 36(6): 351-354.

[2] 欧阳艳玲, 张勇进, 徐格致, 等. Best 卵黄样黄斑营养不良的临床特点分析. 中华眼科杂志, 2007, 43(12):1089-1092.

[3] 薛莹, 张勇进. 卵黄样黄斑营养不良的 OCT 表现. 国际眼科纵览, 2012, 36(1):41-46.

[4] 郑红梅, 邢怡桥, 陈长征, 等. 光动力疗法治疗卵黄样黄斑营养不良并发脉络膜新生血管临床观察. 中华眼底病杂志, 2011, 27(6):538-541.

[5] Boon CJ, Theelen T, Hoefsloot EH, et al. Clinical and molecular genetic analysis of Best vitelliform macular dystrophy. Retina, 2009, 29(6):835-847.

[6] Boon CJ, Klevering BJ, Leroy BP, et al. The spectrum of ocular phenotypes caused by mutations in the BEST1 gene. Prog Retin Eye Res, 2009, 28(3):187-205.

[7] Tian R, Yang G, Wang J, et al. Screening for BEST1 gene mutations in Chinese patients with bestrophinopathy. Mol Vis, 2014, 11(20):1594-1604.

[8] Meunier I, Sénéchal A, Dhaenens CM, et al. Systematic screening of BEST1 and PRPH2 in juvenile and adult vitelliform macular dystrophies:a rationale for molecular analysis. Ophthalmology, 2011, 118(6):1130-1136.

[9] Parodi MB, Iacono P, Del Turco C, et al. Functional assessment of the fundus autofluorescence pattern in Best vitelliform macular dystrophy. Graefes Arch Clin Exp Ophthalmol, 2016, 254(7):1297-1302.

[10] Parodi MB, Iacono P, Campa C, et al. Fundus autofluorescence patterns in Best vitelliform macular dystrophy. Am J Ophthalmol, 2014, 158(5):1086-1092.

[11] Querques G, Zerbib J, Georges A, et al. Multimodal analysis of the progression of Best vitelliform macular dystrophy. Mol Vis, 2014, 27(20):575-592.

[12] 刘珏君, 陈长征. 常染色体隐性遗传 Best 病的临床特征及治疗研究进

展 . 中华眼底病杂志 , 2020, 36(01):70-74.

[13] 侯乒 , 陈伟民 , 陈伟奇 , 等 . Best 病家系卵黄样黄斑营养不良基因突变分析 . 中华眼底病杂志 , 2006, 22(002):86-89.

[14] 欧阳艳玲 , 张勇进 , OUYANGYan-ling, 等 . 卵黄状黄斑营养不良 . 国际眼科纵览 , 2007, 31(2):110-113.

[15] Doss C, Kumar A S, Narayan V. Vitelline Macular Dystrophy. John Wiley & Sons, Ltd, 2014.

[16] Puech B, Laey J. Congenital Hypotrichosis with Juvenile Macular Dystrophy. Springer Berlin Heidelberg, 2014.

[17] Thorburn W, S Nordström. EOG in a large family with hereditary macular degeneration. (Best's vitelliform macular dystrophy) identification of gene carriers. Acta Ophthalmologica, 2010, 56(3):455-464.

[18] Tobias D, Greenberg J P, Rithambara R, et al. Quantitative fundus autofluorescence and optical coherence tomography in best vitelliform macular dystrophy. Investigative Ophthalmology & Visual Science, 2014, 55(3):1471-1482.

[19] 王雨生 . 图说小儿眼底病 . 北京 : 人民卫生出版社 , 2018:171-180.

第十二节　有髓神经纤维

1856 年 Virchow 首次描述了有髓神经纤维，是一种发育性视网膜异常，即视网膜有髓鞘的神经纤维。常单眼发病，发病率约 0.98%，多为出生后数月内发病，也可在任何年龄发病，其不具有遗传倾向，但也偶有报道家族性发病。

（一）病因

目前病因尚未完全明确。正常情况下，视神经从外侧膝状体到巩膜筛板有髓鞘纤维包绕，胚胎发育过程中，视神经髓鞘纤维由中枢向周围生长，出生时视神经髓鞘到达并止于视盘筛板后端。筛板发育异常可能使髓鞘继续向前生长穿过筛板到达视网膜，形成视网膜有髓神经纤维，但有研究显示，这些患者并未出现筛板的异常改变。也有学者认为，是因为生成髓鞘的少突胶质细胞异位于视网膜而引起。

（二）临床症状及眼部特征

1. 临床症状　多数患者无任何临床表现，多于体检或因其他眼病检查眼底时发现。若病变范围广或者累及黄斑时可有视力下降。患者也可伴随高度近视、斜视、弱视等。

2. 眼部体征　患者眼底表现为沿视网膜神经纤维分布不透明的灰白色或白色斑片状病灶，边缘呈羽毛状（图 8-30）。其部位、大小、形状和疏密程度变异较大，常见视盘周围呈大小

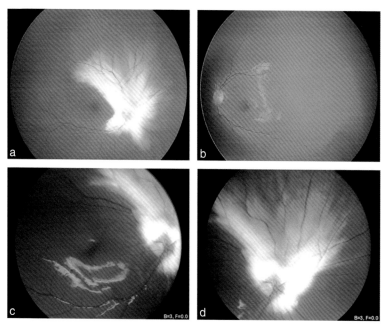

图 8-30　有髓神经纤维患者眼底图

a. 右眼盘周有髓神经纤维呈浓白色，遮盖部分视盘及视网膜血管，边缘呈羽毛状；b. 左眼正常眼底（a、b 为同一患者）；c、d. 患者右眼视盘上方可见白色有髓神经纤维，边缘呈羽毛状（免散瞳眼底照）。

不等、疏密不均的斑片，或沿上下血管弓分布，甚至包绕黄斑，但很少累及黄斑，也可远离视盘，分布于血管弓的较远端。病灶一般较为稳定，很少出现进展或消退。

（三）治疗

对于无症状的患者一般无须治疗，随访观察即可。对于合并屈光不正、屈光参差、弱视的患者需验光配镜，并积极进行弱视治疗。有研究报道，对于轻型的患儿，长期的遮盖可获得良好的视力提高；但对于病情较重且并发高度近视者，一般弱视治疗效果并不理想。

（徐利辉　卢跃兵）

参 考 文 献

[1] Tarabishy AB, Alexandrou TJ, Traboulsi EI. Syndrome of myelinated retinal nerve fibers, myopia, and amblyopia:areview. Surv Ophthalmol, 2007, 52(6):588-596.

[2] Funnell CL, George ND, Pai V. Familial myelinated retinalnerve fibres. Eye (Lond), 2003, 17(1):96-97.

[3] 顾瑞平, 徐格致 . 家族性视网膜有髓神经纤维一例 . 中华眼科杂志, 2018, 54(8):623-624.

[4] Naghib J. Triad of myelinated retinal nerve fibers, axial myopia and amblyopia. J Ophthalmic Vis Res, 2010, 5(4):284-285.

[5] Lee JC, Salehow DJ. Myelinated retinal nerve fibers associated with hypempia and amblyopia. J AAPOS, 2008, 12(4):418-419.

第 9 章

儿童泪器疾病

临床上，常见的先天性泪道异常有先天性泪道狭窄或阻塞、先天性泪小点缺如、先天性皮肤泪道瘘管等。

一、先天性泪道阻塞

先天性泪道阻塞指泪点至鼻泪管末端（即泪点、泪小管、泪囊、鼻泪管、鼻泪管下口）任何部位发生的狭窄或完全堵塞。其中，鼻泪管鼻侧末端的 Hasner 瓣膜性闭塞最为常见。临床表现为患儿出生后持续溢泪和分泌物增多，可单眼或双眼发病。若继发泪囊感染，可伴有黏脓性分泌物，形成新生儿泪囊炎（图 9-1）。

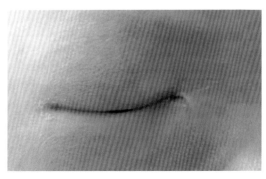

图 9-1　新生儿泪囊炎

检查首选泪道冲洗，首次冲洗建议选择在 2 月龄后。操作过程中使用无菌冲洗器从泪小点进针深 1.5 ～ 2.0mm，再使针头转向水平方向沿泪小管缓慢进针 8 ～ 10mm，碰到骨壁后再将针头退后 1 ～ 2mm，固定好无菌冲洗器，再推注冲洗液。感觉推注压力下降并见患儿有吞咽动作即可停止，认为泪道通畅。泪道冲洗可帮助判断阻塞部位，先天性泪道阻塞或狭窄在泪道冲洗时，可表现为冲洗时有阻力且冲洗液部分进入鼻腔、部分自泪小点反流（鼻泪管狭窄）；或冲洗液自另一泪小点反流同时伴有黏脓性分泌物者（鼻泪管阻塞合并泪囊炎）。泪道探通可以证实泪道阻塞部位，同时有治疗效果。对于泪道探通失败者，需考虑泪道 CT 检查，排除骨性泪道狭窄或闭锁可能。

首选非手术治疗方案，局部按摩和局部抗生素滴眼，因为大部分先天性泪道阻塞的 Hasner 瓣阻塞可在出生后 4 ～ 6 周自行开放。如不能痊愈，则 3 ～ 4 月龄后考虑行泪道探通术。对于泪道探通术失败 3 次者，需行全麻下泪道置管术，可留置 2 ～ 6 个月后取出。对于 1 岁以上骨性鼻泪管发育异常、插管无效、多次探通无效的患儿，必要时可采用鼻内镜下鼻腔泪囊吻合术。

二、先天性泪小点缺如和先天性皮肤泪道瘘管

先天性泪小点缺如主要表现为溢泪，查体可见泪小点缺失，可单眼或双眼发病，也可单独上睑或下睑的泪小点缺失。治疗上可采取在相应部位做睑缘切开或穿刺，同时行泪道置管。

先天性皮肤泪道瘘管，表现为眼睑皮肤面发现瘘管，可伴有泪液或黏性分泌物排出（图 9-2）。治疗上可以手术切除或电凝封闭瘘管。

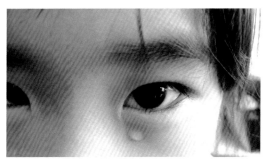

图 9-2　泪囊瘘

（刘　雪　余继锋）

参 考 文 献

[1]　中国妇幼保健协会儿童眼保健专业委员会儿童眼病筛查学组 . 关于婴幼儿泪道相关疾病诊断及治疗的专家共识 . 中国斜视与小儿眼科杂志 , 2021, 29(2):1-4.

第 10 章

儿童眼睑异常

一、睑板腺囊肿

睑板腺囊肿又称霰粒肿，是由于睑板腺的分泌物蓄积，被纤维结缔组织包裹及巨噬细胞等慢性炎症细胞浸润，导致的慢性肉芽肿性炎症（图 10-1）。

霰粒肿在儿童中很常见，经常表现为多发和反复发作，可以凸出于结膜面、皮肤面及睑缘，大小不一。小的囊肿可以自

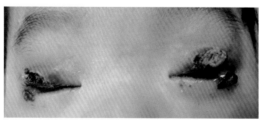

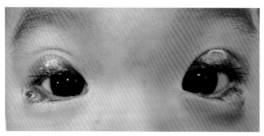

图 10-1　儿童多发皮面霰粒肿

行吸收消退，多数囊肿可逐渐长大或长期不变，也可从结膜面或皮肤面自行破溃，排出内容物。较大的囊肿压迫角膜，可导致散光，对于幼儿，可能影响视力发育，甚至导致弱视的可能。

早期可采取非手术治疗，包括热敷、局部抗生素眼药治疗。如不能自愈或影响外观，甚至导致散光影响视力时，可行切开刮除引流术。如囊肿伴有肉芽组织增生，需将肉芽组织和囊肿内容物、囊壁一起切除。

二、睑腺炎

睑腺炎又称麦粒肿，根据部位可分为外睑腺炎和内睑腺炎。外睑腺炎为眼睑 Zeis 腺或 Moll 腺的急性化脓性炎症，内睑腺炎累及睑板腺，以金黄色葡萄球菌感染多见。临床表现为眼睑红、肿、疼痛，可触及硬结，有压痛感，可自行破溃。对于抵抗力较弱的儿童，炎症可能蔓延，侵犯整个眼睑，甚至引起眶蜂窝织炎，可伴有耳前淋巴结肿痛及发热等全身症状。

治疗上早期局部使用抗生素眼药，必要时可联合全身抗生素使用。若出现脓头，可切开排脓（图 10-2）。

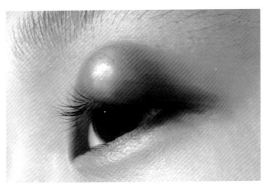

图 10-2　麦粒肿需行局部切开引流

三、倒睫

倒睫指睫毛朝向角膜或球结膜，可产生异物感、疼痛等刺激症状（图 10-3）。在儿童中，尤其是亚洲，倒睫是常见的先天性眼睑异常，上睑和下睑均可累及，但下睑鼻侧最常见。常见的原因是由于睑板前皮肤和眼轮匝肌向前移位，覆盖睑缘，导致睫毛内翻刺激角膜，也有少数倒睫是由于先天性睑内翻。随着儿童年龄的增长和面部发育，倒睫会有所改善，但是 3 岁以后睫毛变硬，刺激症状明显，导致畏光、流泪、散光及视力下降时，应考虑手术治疗。

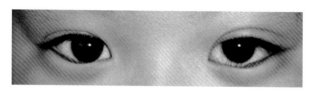

图 10-3　双眼下睑倒睫

常见的手术方式有眼睑全层缝线法、改良 Hotz 术等。眼睑全层缝线法简单快速，通过在皮肤、眼轮匝肌和眼睑缩肌之间形成瘢痕矫正倒睫，无须切开皮肤，但仅适用于轻度倒睫，而且复发率较高。改良 Hotz 术，又称 Hotz-Celsus 术，是最常用的术式，手术成功率高。通过切除适量的眼睑皮肤和眼轮匝肌来改变睫毛方向，矫正倒睫。但是需注意当切除的皮肤和眼轮匝肌过多时，可能导致眼睑外翻或退缩；而切除量过少时，容易复发。亚洲儿童的倒睫常合并内眦赘皮。在进行倒睫矫正手术时，需同时处理内眦赘皮，否则易造成倒睫欠矫或复发。

四、先天性上睑下垂

上睑下垂指上睑缘位置低于正常。正常人双眼平视时，上睑缘位于上方角膜缘下 1～2mm（图 10-4）。在排除额肌作用后，上睑遮盖上方角膜超过 2mm，则为上睑下垂。上睑下垂轻者仅影响美观，重者遮挡瞳孔，可影响视觉发育。根据病因，上睑下垂可分为：肌源性上睑下垂、腱膜性上睑下垂、神经源性上睑下垂、机械性上睑下垂、假性上睑下垂。

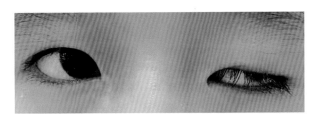

图 10-4　左眼先天性上睑下垂

在儿童中最常见的类型为先天性肌源性上睑下垂，即通常所说先天性上睑下垂。先天性上睑下垂是由于上睑提肌发育不良，肌肉功能不全或丧失，可以累及单眼或双眼。根据自然平视时上睑遮盖角膜的程度进行分级：轻度上睑遮盖上方角膜不超过 4mm，中度遮盖角膜 4～6mm，重度遮盖角膜超过 6mm。单侧上睑下垂可见患侧额纹较深，因经常用额肌收缩补偿上睑提肌的功能不足，而双侧上睑下垂者通常表现为仰头视物，严重者可引起肌肉或颈椎的畸形。对于儿童，先天性上睑下垂遮挡瞳孔时，可能导致形觉剥夺性弱视。

先天性上睑下垂需要与重症肌无力、先天性动眼神经麻痹、Marcus-Gunn 综合征、Horner 综合征等相鉴别。重症肌无力多为全身性表现，眼部多为双侧受累，表现为晨轻暮重，冰敷试验、乙酰胆碱受体抗体试验、新斯的明试验可协助诊断。先天性动眼神经麻痹除上睑下垂外，还伴有眼球运动受限、斜视、瞳孔扩大等表现。Marcus-Gunn 综合征又称下颌 - 瞬目综合征，发病机制可能是支配翼外肌和提上睑肌的第 V 和第 III 对脑神经发生异常联结所致，表现为进行张口或咀嚼等下颌运动时，下垂的眼睑突然上抬。

先天性上睑下垂主要通过手术矫正。手术时机的选择需结合上睑下垂的程度、单/双侧发病。轻至中度上睑下垂可暴露或部分暴露瞳孔，一般不会导致形觉剥夺性弱视，可在年龄较大时手术，但考虑到社会心理因素，可在学龄前期即3—5岁手术。重度上睑下垂因瞳孔完全被遮挡，仰头视物，为预防弱视和脊柱发育问题，应尽早手术，可在1岁左右手术。术式的选择需根据上睑提肌肌力，对于上睑提肌肌力较好者（>4mm），可采取增强上睑提肌的手术，如上睑提肌腱膜缩短和(或)前徙手术，术后上睑运动功能较好；对于上睑提肌肌力较差者，无法通过缩短上睑提肌达到矫正目的，需行额肌相关手术，如额肌瓣悬吊术、额肌悬吊术或自体阔筋膜悬吊术，但术后存在发生眼睑闭合不全、上睑迟滞、暴露性角膜炎等并发症的可能。

五、先天性小睑裂综合征

先天性小睑裂综合征又称先天性睑裂狭窄综合征（图10-5），是以睑裂高度和宽度均狭小、上睑下垂、内眦间距增宽、反向内眦赘皮为主要特征的先天性眼睑异常，可伴有鼻梁低平、上眶缘发育不良、发育迟缓、智力低下、先天性心脏病。临床上小睑裂综合征可以分为两型，Ⅰ型除眼睑异常外，女性患者同时合并卵巢功能早衰，Ⅱ型仅累及眼睑而无卵巢功能异常。本病常有家族遗传史，偶见散发病例，通常为常染色体显性遗传，染色体3q23区域的 *FOXL*2 基因是主要致病基因。

小睑裂综合征的患儿由于睑裂狭小、严重的上睑下垂，视功能和视觉发育受到严重影响。综合考虑视功能的损害程度、患儿解剖生理发育情况及手术效果，可选择在2—3岁行手术治疗。通常手术分两期进行，一期行内眦成形术，如适合重度患者的Mustarde术和适合轻中度患者的Y-V内眦成形术，矫正反向内眦赘皮和远内眦间距，二期行额肌悬吊手术，矫正上睑下垂。

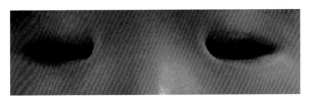

图 10-5　先天性小睑裂

六、先天性眼睑缺损

先天性眼睑缺损较少见，常见于先天性眶面裂，确切的发病原因尚不明确，可能与胚胎发育 6—9 周各种原因导致的颅面各突起的融合失败有关。本病大多数与遗传无关，少数为隐性遗传病例。女性患者多于男性，多为单眼受累，上睑缺损较下睑缺损多见。缺损的大小和形状多样，多数眼睑缺损的部位为中央偏内侧，形状为三角形，基底在睑缘，也可呈椭圆形或梯形。少数眼睑缺损边缘与球结膜或角膜粘连，形成睑球粘连，影响眼球运动。可合并其他眼部畸形，如患侧角膜皮样瘤、先天性角膜混浊、泪点缺如等。

治疗主要为手术整形，重建眼睑。对于眼睑缺损导致角膜暴露严重者，手术应早期进行，以免影响视力。对于缺损范围 > 1/3 睑缘长度者，应在 2 岁前手术。利用眼睑缺损周围残留的睑板及眼睑组织设计推移或滑行的带蒂组织瓣进行缺损修复，或利用下睑全层旋转组织瓣修复上睑缺损。对于缺损严重者，通常需要多次手术治疗。

七、眼睑血管瘤

眼睑血管瘤（图 10-6），又称毛细血管瘤，是一种错构瘤，多于婴幼儿期或胚胎期发病，到成年期可完全或部分消退。典型表现为病变呈紫红色，轻微隆起，质软，表面有小凹陷。单纯发生于眼睑者，多在 1 岁后停止生长，以后逐渐消退。病变累及眶内者，自行消退者少见。退行期病变颜色变浅，表面皮肤发皱。根据血管瘤的位置可分为表浅型、深在型、结合型和复合型。

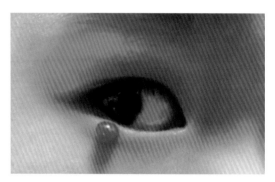

图 10-6　眼睑血管瘤，需行手术切除

超声检查下，病变形状不规则，边界不清，内回声不均，具有可压缩性。病变内部有弥漫分布的红蓝血流，呈快速流动的动脉频谱。CT 显示病变呈高密度，形状不规则，边界不清楚。MRI 显示病变边界较清楚，在 T1WI 为中信号，在 T2WI 为高信号。

对于眼睑血管瘤的治疗，如肿瘤范围较小，可随访观察，1 岁后肿瘤可能消退。如肿瘤生长迅速，引起上睑下垂，遮盖瞳孔时，应及时治疗。主要为非手术治疗，可口服糖皮质激素或普萘洛尔。对于非手术治疗无效的少数病例，可考虑手术治疗。

（刘　雪　余继锋）

参 考 文 献

[1] Hayasaka S, Noda S, Setogawa T. Epiblepharon with inverted eyelashes in Japanese children. Ⅱ. Surgical repairs. Br J Ophthalmol, 1989, 73(2): 128-130.

[2] Asamura S, Nakao H, Kakizaki H, et al. Is it truly necessary to add epicanthoplasty for correction of the epiblepharon?. J Craniofac Surg, 2013, 24(4):1137-1140.

[3] 《上睑下垂诊治专家共识》制定专家组. 上睑下垂诊治专家共识. 中华医学杂志, 2017, 97(6):406-411.

[4] Sultan Kaba M D, Murat Doğan M D, Keziban Bulan M D, et al. Blepharophimosis, ptosis, and epicanthus inversus syndrome: expanding the phenotype. Cleft Palate Craniofac J, 2016, 53(6):732-735.

[5] Lu Zhou, Tailing Wang, Jiaqi Wang. Blepharophimosis ptosis epicanthus inversus syndrome with congenital hypothyroidism and brachydactyly in a 7-year-old girl. Ophthalmic Plast Reconstr Surg, 2017, 33(3S Suppl 1):S82-S84.

[6] L Crisponi, M Deiana, A Loi, et al. The putaIive forkhead transcription factor FOXL2 is mutated in blepharophimosis/ptosis/epicanthus inversus syndrome. Nat Genet, 200l, 27(2):159-166.

[7] 李冬梅. 先天性小睑裂综合征整复需关注的视功能问题. 中华眼科杂志, 2014, 50(8):561-562.

[8] 李凤鸣, 谢立信. 中华眼科学. 3 版, 上册. 北京: 人民卫生出版社, 2014: 878.

第 11 章

儿童神经眼科疾病

第一节 视 神 经 炎

视神经炎（Optic neuritis，ON）是指引起视神经传导功能障碍、视功能异常的一类疾病。常见的病因包括脱髓鞘性疾病、感染、自身免疫病等。国际流行病学资料显示，儿童视神经炎（Pediatric optic neuritis，PON）发病率为（1 ～ 5）/10 万人。目前，我国尚无儿童视神经炎的流行病学资料。

一、病因

儿童视神经炎的病因也与成人类似，分为感染、脱髓鞘疾病、自身免疫疾病、其他病因等。与成年人不同，感染是儿童视神经炎的常见病因。病原体包括风疹病毒、麻疹病毒、疱疹病毒感染等。很多患儿常有一次前驱期感染，几天到几周以后出现视力明显下降。

特发性脱髓鞘疾病是成年人视神经炎最常见的病因，也是儿童视神经炎的重要病因之一。脱髓鞘相关的视神经炎可以是一个孤立症状，也可以是视神经脊髓炎谱系疾病（Neuromyelitis Optica Spectrum Disorder，NMOSD）、多发性硬化（Multiple sclerosis，MS）、急性播散性脑脊髓炎（Acute disseminated encephalomyelitis，ADEM）的首发症状。近年来，对于水通道蛋白4（Aquaporin-4，APQ4）抗体、髓鞘少突胶质细胞糖蛋白（Myelinoligodendrocyte glycoprotein，MOG）抗体等生物标记蛋白的检测广泛开展，提高了儿童视神经炎的病因诊断的准确性。

二、临床症状及眼部体征

PON 的主要症状为不同程度的视力下降，轻者视力仍可保持在 0.8，严重者可将至光感。有 60% ~ 70% 的儿童视神经炎患儿双眼起病，比例高于成年人。发病前常有前驱症状或诱因，常见的诱因为发热、感染及疫苗接种等。多数患儿诉有眼周不适或疼痛感。50% 患儿可出现色觉异常，以获得性红绿色觉障碍为主。患儿出现视盘水肿，但是发展到多发性硬化者并不多见。少数表现为球后视神经炎的患儿可不出现视盘水肿的体征。

临床体征上，表现为视盘不同程度的水肿。晚期可出现视盘苍白。视野检查可见不同程度的视野缺失，无统一的规律。中心暗点相对较多见。单侧视神经炎患儿可出现相对性传入性瞳孔功能障碍（Relative afferent papillary defect，RAPD）。

三、辅助检查

1. 视野检查 PON 视野缺失无特定的规律，故视野检查缺乏鉴别意义。中心暗点扩大相对多见。

2. 电生理检查 患儿主诉不如成年人清楚准确，电生理检查可以客规、准确低评价视觉通路的变化。多数患儿的视觉诱发电位（VEP）可出现信号异常，表现为 P100 波潜伏期延长及波幅降低，且可以持续 6 个月以上。

3. MRI 检查 如患儿可耐受，建议行增强 MRI 检查，可见视神经呈长 T2 信号强化。视神经脊髓炎患儿，脊髓亦可见长 T2 信号。头颅 MRI 可辅助鉴别合并有中枢神经系统脑白质病变的疾病。

4. OCT 检查　如有视盘水肿，OCT 可帮助定性评价。OCT 还可以就视网膜神经纤维层厚度进行评价，具有辅助诊断的价值。

5. 血清学检查　AQP4 抗体和 MOG 抗体的检测可以帮助确诊。我国的一项流行病学数据显示，儿童脱髓鞘性视神经炎中，APQ4-ON 比例约为 5%，MOG-ON 比例约为 20%。相关的血清学检查还包括血沉、C 反应蛋白、风湿因子、抗链 O、ANA、ANCA、结核、梅毒、肝炎病毒及艾滋病病毒等，可帮助鉴别不同的视神经炎的病因。

6. 脑脊液检查　必要时还需进行腰穿进行脑脊液检查。可对脑脊液中白细胞、IgG 等球蛋白进行定量检测，并可以排除特发性高颅压、颅内感染等异常。

四、治疗方法

尚无规范化治疗指南，大剂量冲击激素仍是目前仅有的治疗手段。对于脱髓鞘性视神经炎，可参考成年人视神经炎的治疗标准，使用的治疗方案为静脉注射甲泼尼龙 1g。对于儿童体重明显较轻者，可参考 30mg/（kg·d）。3 天后进行口服泼尼松，剂量递减维持治疗。激素使用效果不佳者可考虑联合使用免疫抑制药、联合静脉丙种免疫球蛋白注射 [2g/（kg·d）] 或者血浆置换进行治疗。对于疑似或者确诊 NMO 的患儿，静脉冲击时间可延长到 5 天，如果视力无提高可考虑使用静脉丙种免疫球蛋白注射。

成人视神经炎的糖皮质激素治疗研究（ONTT）显示，糖皮质激素冲击对于改善脱髓鞘性视神经炎的远期预后没有效果，但是可以缩短病程。对于儿童，需注意长期大剂量的糖皮质激素使用可能会影响儿童的生长发育。

儿童视神经炎预后较好，多数患儿在 3 周内能逐渐恢复视力并达到 0.5 以上。

第二节　遗传性视神经疾病

一、Leber 遗传性视神经病变

Leber 遗传性视神经病变（Leber hereditary optic neuropathy，LHON）是线粒体 DNA 点突变造成的母系遗传性疾病。最早为 1871 年 Theoder Leber 报道而得名。发病率为（2 ~ 9）/10 万。本病多发于青年男性，发病年龄 15—35 岁居多。该病虽为遗传性疾病，但早期患儿视功能尚可，发病时多数已成年，但仍有部分患儿在儿童时期发病，故本节对此病做一简要介绍。

1. 病因　该病为线粒体 DNA（mitochondrial DNA，mtDNA）点突变所致。最常见的突变点位为 G11778A、G3460A、T14484C。mtDNA 点突变可造成辅酶 Q 氧化还原酶功能障碍，呼吸链功能障碍，继而线粒体功能下降，导致相应组织受累。

2. 临床症状及眼部体征　急性期患儿可出现无痛性双眼视力丧失。双眼可相距数天至数月发病。严重时视力可降低到 0.1 以下。早期就可以出现色觉丢失。急性期可见视盘水肿、充血，视盘旁毛细血管扩张，血管迂曲（图 11-1）。慢性期可见视神

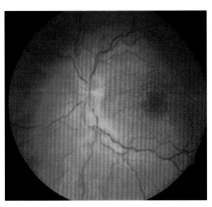

图 11-1　Leber 遗传性视神经病变视盘形态

经萎缩，视网膜神经纤维层萎缩。因病情不同，患儿视力可部分恢复，也可以永久丧失。部分 LHON 患儿可合并有预激综合征等心脏传导异常。

3. 辅助检查

（1）视野：多表现为中心暗点或者和生理盲点相连的中心暗点。

（2）电生理检查：表现为 P100 波潜伏期延长及波幅下降。

（3）眼底荧光造影：可出现视盘周围毛细血管扩张，但少见视盘渗漏。

（4）基因测序：如怀疑为 LHON，则需要提取外周血 mtDNA，从分子水平证实突变位点。

4. 治疗　目前尚无特异性治疗。以改善线粒体功能、支持、营养治疗为主。多数患儿预后不佳，少数患儿可部分恢复视力。

二、显性视神经萎缩

显性视神经萎缩也叫作常染色体显性视神经萎缩（Autosomal Dominant Optic Atrophy）或者 Kjer 视神经萎缩。发病率约 3/10 000。本病是由染色体 3q27-q29 关联的 *OPA1* 基因突变导致。患儿通常 10 岁之内即发病，也有少数患者迟至成年才发病就诊。

1. 病因　本病为遗传性病变，病变基因 *OPA1*，位于染色体 3q27-q29。

2. 临床症状及眼部体征　视力下降是主要症状。但是儿童很少主动提供主诉，常因学校体检发现视力差就诊，导致本病出现视力下降的具体时间不明。一般认为，视力下降的时间至少在 10 岁之前。患儿可以出现色觉障碍。

视野检查可见患儿有明显的视野缺损，表现为生理盲点扩大、中心暗点、颞侧视野丢失等。

体征可见颞侧视盘苍白、凹陷扩大（图 11-2）。

3.辅助检查　需行详细的眼底检查，必要时可行 MRI 检查及视野检查。本病尤其要注意和先天性青光眼进行鉴别。

4.治疗　本病无有效的治疗方法。

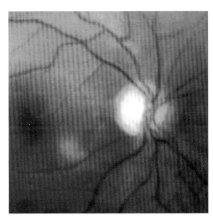

图 11-2　显示视神经萎缩视盘形态

第三节　先天性视神经异常

先天性视神经异常包括先天性视盘异常（Congenital optic disc anomalies）及更为少见的视神经发育不全（Optic Nerve hypoplasia, ONH）。其中，先天性视盘异常为一大类疾病的总称，限于篇幅，本文仅就先天性视盘小凹、先天性视盘缺损、牵牛花综合征做一简要介绍。

一、先天性视盘小凹

先天性视盘小凹（Optic disc pit, ODP）是一种较为少见的视盘发育异常。最早为学者 Wiethe 在 1882 年提出，发生率约为 1/10 000。一般认为，该病是视盘上原始上皮细胞异常分化，导致胚裂上端闭合不全所致。视盘的这种异常结构可导致玻璃体腔与蛛网膜下隙之间出现异常通道，可导致黄斑区浆液性视网膜脱离。

早期患者可无任何症状，仅体检时可见视盘有局限凹陷。如进展为ODP伴黄斑病变，可出现显著的视力下降、视物变形。通常出现视力下降时患儿已经成年。

眼底检查可见视盘局限凹陷、1/4～1/2视盘大小，多位于颞侧。可同时伴有视盘周围色素上皮紊乱。如累及黄斑，可伴有视网膜神经上皮层脱离（图11-3）。

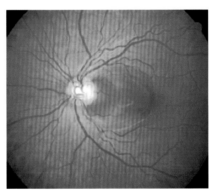

图 11-3　先天性视盘小凹伴黄斑区浆液性视网膜脱离

OCT是重要的辅助检查手段。可观察到黄斑区神经上皮层与色素上皮层之间的分离。

单纯的ODP观察即可。如出现黄斑下积液需要治疗。早期可采用口服激素进行非手术治疗。为防止液体从视盘小凹流向视网膜下，可考虑在视盘颞侧进行视网膜光凝术，形成脉络膜和视网膜之间的粘连，减少液体的流动。但是视网膜光凝术会损伤部分乳斑束，造成视野缺损。对于已经出现的黄斑区视网膜神经上皮层脱离，最佳治疗办法是玻璃体切割术。玻璃体切割术可解除玻璃体牵拉，复位视网膜，减轻病情。

二、先天性视盘缺损

先天性视盘缺损（Optic disc coloboma，ODC）是胚胎裂没有完全闭合所致，通常是妊娠第 2 个月时胚裂闭合不全所致。发生率约为 1/12 000。根据缺损的范围不同，可表现为不同的形式。可以是单独的视盘缺损，也可以是视盘合并有下方的视网膜、脉络膜甚至巩膜的缺损（图 11-4）。

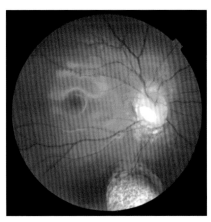

图 11-4　先天性视盘缺损合并下方视网膜脉络膜缺损

仅累及视盘者可查得有生理盲点扩大。累及视网膜、脉络膜缺损者存在相应位置的视野缺损。严重者合并有其他的眼组织先天异常，也出现视网膜脱离等并发症导致视力丧失。OCT检查可见缺损方位视网膜神经纤维层变薄。

无特殊治疗，如出现视网膜脱离可行玻璃体切割术。

三、牵牛花综合征

牛牛花综合征（Morning Glory Disc Anomaly）因视盘与盛开的牵牛花类似而得名。最早为 1970 年 Kindler 命名。牵牛花综合征是视盘组织的严重缺损，发病机制可能和胚裂上端闭合不全有关。

本病视盘面积巨大，可达 4～5PD 大小，呈漏斗状。可见围绕视盘的色素环，呈突起、抬高状。视盘边缘可见多支血管穿出（图 11-5）。病变可造成后极部非孔源性视网膜脱离，但是视网膜下渗液的来源仍有争议。

临床表现为儿童期出现显著的视力下降、斜视。视力往往仅在数指至 0.1。如进行检查，对侧眼也可发现一些先天异常。

无有效的治疗办法，如出现视网膜脱离、斜视等体征，可对症治疗。

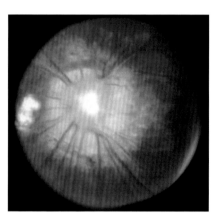

图 11-5　牵牛花综合征视盘

第四节　眼球震颤

眼球震颤（Nystagmus）是指单眼或双眼有节律的、不自主的快速摆动并至少有一个慢相期。同时有慢相和快相的眼球震颤称为抽动型眼球震颤（Jerk Nystagmus），只有慢性的叫作摆动型眼球震颤（Pendular Nystagmus）。眼球震颤的发病率为 1/20 000～1/350，病因复杂，治疗较为棘手。

一、病因

眼球震颤常伴随神经系统异常或其他眼病。

各种儿童时期的眼病均可干扰视觉通路、导致视力下降从而引起眼球震颤。常见的眼部疾病包括但不限于先天性白内障、先天性青光眼、视网膜母细胞瘤、早产儿视网膜病变、无虹膜症、Leber 先天性黑蒙、视神经缺损、白化病、先天性静止性色盲、视网膜劈裂等。6 岁以下的视力丧失可形成眼球震颤，而 6 岁之后一般不形成眼球震颤。

神经系统异常可形成不同形式的眼球震颤。下跳性眼球震颤表现为向上的慢相和向下的快相交替的自发性垂直冲动性眼震，多由影响前庭小脑的病变或者多发性硬化等引起。上跳性眼震表现为伴有向下的慢相和向上的快相交替的自发性垂直冲动性眼震，一般是由脑干损伤或者眼球向上运动通路的病变引起。旋转性眼球震颤是一种眼球绕视线旋转的自发性冲动性眼球震颤，多因为累及脑干通路和介导眼球旋转功能的神经核病变所致，包括脑卒中、多发性硬化及肿瘤。凝视性眼球震颤，是指患者在试图偏心注视时出现的眼震，可以是中毒、遗传性或者获得性小脑病变等疾病所致。跷跷板性眼球震颤表现为一眼上转并内旋时，另一眼出现同时的下转并外旋，可为鞍区肿瘤、脑外伤等引起，较为罕见。周期性交替性眼球震颤表现为每 90 ～ 120 秒出现反方向转一次，多是由于小脑小结和悬雍垂病变引起的。

二、临床症状和眼部体征

1. 先天性眼球震颤　临床上，通常按照发病年龄分为先天性眼球震颤和后天获得性眼球震颤。出生时或者出生早期出现的眼球震颤多为先天性眼球震颤。根据其发病部分，可分为先天性感觉缺陷型眼球震颤（Congenital sensory nystagmus）和先天性运动型眼球震颤。前者是由于视觉信号传入受阻所致，占先天性眼球震颤的大多数。病因多为各种先天性眼病。

先天性运动型眼球震颤（Congenital motor nystagmus）发病部位多在大脑额叶到眼外肌的传导通路异常。该类患者眼部并无器质性疾病，但是眼球的不自主震颤可影响眼球的正常发育，导致精细视力不佳。其最佳矫正视力多在 0.1 ～ 0.5。眼球运动多为水平冲动型，表现为快相期和加速的慢向期。眼震的频率、幅度随着患者的精神状态、注视方向的发生而变化。精神紧张时，眼震频率可增加，睡觉或者注意力降低时，频率下降。

2 获得性眼球震颤　症状多为出生后 6 个月后出现。很多为神经系统异常所导致出现眼震。除出现眼球不自主摆动外，部分患者还可以有视力下降的主诉。

三、辅助检查

1. 眼震电图（Electronystagmography，ENG）　通过对角膜和视网膜之间的电位差进行放大，记录电信号形成眼震电图。可根据眼震电图的描记对病情进行记录并对治疗效果进行评价。

2. 眼底检查　很多先天性眼震的产生是源于儿童眼病，广域成像系统数字眼底照相机可帮助对常见的眼病进行筛查。

3. 电生理检查　VEP、ERG 等电生理检查设备可帮助鉴别视路信号传播系统的异常。

四、治疗

眼球震颤的治疗目标是改善视力，消除异常头位及振动幻觉。主要手段是用各种方法减轻眼球震颤的幅度，包括光学治疗、药物治疗和手术治疗等。

1. 光学治疗　双眼视功能完整的患者可以使用底朝外的三棱镜配合轻度近视过矫，增强患者使用会聚的能力，从而减轻眼球震颤。

2. **药物治疗**　部分药物包括抗癫痫药物、肌肉松弛药等对等成年人获得性眼球震颤可能有疗效，但是儿童是否有效尚不清楚。肉毒素可以降低肌肉张力，可作为先天性眼球震颤的补充治疗。

3. **手术治疗**　目前，手术治疗仍是眼球震颤的主要治疗方法。对于有中间带的患儿，可行慢相侧直肌后徙联合快相侧直肌截除术，将中间带移到正前方。对于没有中间带的眼球震颤，可考虑性眼外肌本体感受器破坏术。

（吴　元）

参 考 文 献

[1]　Pérez-Cambrodí RJ, Gómez-Hurtado Cubillana A, Merino-Suárez ML, et al. Optic neuritis in pediatric population:A review in current tendencies of diagnosis and management. Journal of Optometry 2014, 7(3):125-130.

[2]　赵颖，徐全刚，魏世辉. 16 岁以下的儿童脱髓鞘性视神经炎临床特征分析. 中华眼底病杂志 2017, 33(5):3.

[3]　Cole SR, Beck RW, Moke PS, et al. The National Eye Institute Visual Function Questionnaire:Experience of the ONTT. Invest Ophthalmol Vis, 2000, 41(5):1017-1021.

[4]　Ueda K, Morizane Y, Shiraga F, et al. Nationwide epidemiological survey of Leber hereditary optic neuropathy in Japan. Journal of Epidemiology, 2017, 27(9).

[5]　Puomila A, Hmlinen P, Kivioja S, et al. Epidemiology and penetrance of Leber hereditary optic neuropathy in Finland. European Journal of Human Genetics, 2007, 15(10):1079-1089.

[6]　El-Dairi MA, Bhatti MT. Optic Neuritis in Children. Springer New York, 2016.

[7]　Lenaers G, Hamel C, Delettre C, et al. Dominant optic atrophy. Orphanet Journal of Rare Diseases, 2012, 7(1):1-12.

[8] Bassi ST, George R, Sen S, et al. Prevalence of the optic disc anomalies in the adult South Indian population. British Journal of Ophthalmology, 2018:bjophthalmol-2017-311566.

[9] Georgalas I, Ladas I, Georgopoulos G, et al. Optic disc pit:a review. graefes archive for clinical & experimental ophthalmology, 2011, 249(8):1113-1122.

[10] Biedner B, Klemperer I, Dagan M, et al. Optic disc coloboma associated with macular hole and retinal detachment. Annals of ophthalmology, 1993, 25(9):350-352.

[11] Amador-Patarroyo MJ, Perez-Rueda MA, Tellez CH. Congenital anomalies of the optic nerve. Saudi J Ophthalmol, 2015, 29(1):32-38.

[12] Eggers SDZ, Bisdorff A, Brevern MV, et al. Classification of Vestibular Signs and Examination Techniques:Nystagmus and Nystagmus-like Movements:Consensus document of the Committee for the International Classification of Vestibular Disorders of the Bárány Society. Journal of Vestibular Research, 2019, 29(2-3):1-31.

[13] 王珣, 郭向明. 先天性眼球震颤的表型和基因型研究进展. 中国实用眼科杂志, 2014, 32(011):1265-1269.

[14] Thurtell MJ, Leigh RJ. Treatment of Nystagmus. Current Treatment Options in Neurology, 2012, 14(1):60-72.